はじめて学ぶ グリーフケア

第2版

著 宮林幸江・関本昭治

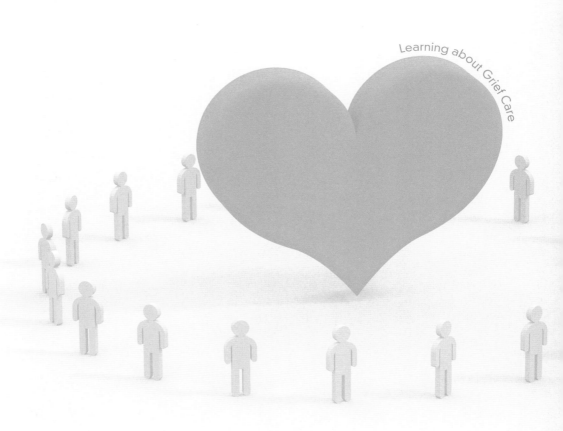

Learning about Grief Care

日本看護協会出版会

執筆者一覧

●執筆 ────────────────────────────────────

宮林幸江　　東北福祉大学健康科学部教授／日本グリーフケア協会会長

関本昭治　　元日本グリーフケア協会理事

●執筆協力

比嘉陽子　　獣医師

目加田恵美　獣医師／動物医療とペットロスのカウンセリング　こころVET

🌲 はじめに ....

　死別の悲しみとは、他の感情とは異なり、長年にわたって抱いてきた人生観に加え、倫理観すら打ち壊すため、安定性を失ったことへの悲しみと嘆きが含まれた世界観の喪失です。誰もが通る道ですが、情緒・認知的な反応、行動反応、身体反応が混在して含まれますから、よい対処法がないのが難しい点です。そのため本書を通じて、愛する人の死を経験した方に、「死別の経験とはこのようなことか」「助かった。こう考えても異常ではないんだ」と安堵をもたらすことができればと思っています。死別自体が自己に降りかかって初めて「死別の様相」を理解することになるものです。また、本書では、これまで明確化を試みてきた日本人の悲嘆反応とその関連の研究結果についてわかりやすさを第一として執筆を試みました。

　文化、社会、宗教そして時代背景を異にする場合には、その国独自の悲嘆研究が必要と悲嘆研究の大家、パークスは述べています。2011 年 3 月 11 日、筆者は東日本大震災の渦の中に居合わせましたが、この震災を経て、生き残った人々は、御遺体の確認、埋葬、葬儀、墓や仏壇の確保という、一連の心の足元固めと復興へと歩を進めた日々でした。形骸化しつつある「喪」の形ではありますが、それでも私たち日本人は「死」を巡る扱い・反応には一定の形式を尊ぶことを確認できました。

　ここで重要となる点に触れます。日本人の死別反応として 4 要素が抽出されています。愛しい「思慕の念」、気後れ感である「疎外感」、日常生活上の困難、例えば摂食、睡眠さえ億劫と感じることや、生きる意味、人生とは何なのかと問い続ける「うつ的な不調」、これら 3 反応と同時に、何とか生き抜く「対処・努力」を日本人は同時に持ち合わせているのです。これらの諸因子については、悲嘆の基本情報として、家族・遺族に提供されるべきなのです。

　最後に喪失悲嘆の最たる形が死別ですので、ここでの反応は医療全体に流れる喪失反応へのケアを考える上で重要となります。グリーフケアの実践では、日常の生活面、特に医療、超高齢社会において「喪失とその前後のケアをどう考えるべきか」がますます重要となってきています。将来、自分がどのような医療、福祉、介護を受けたいかについて、グリーフを視野に入れつつ、身近な人と話し合っておく必要性があります。

　さらに同時進行的に、このような習慣が根づくような教育システムの普及が期待されます。

宮林幸江

第 1 章
悲嘆とは何か

1-1　悲嘆の基礎知識

　　医療現場では、今起こっていることに関する対応へのとまどいがあります。例えば、筆者の下へ寄せられた看護師からの質問を、3つ挙げてみましょう。

Q　看護師も泣いてよいのでしょうか？

　　私は日々の看護に圧倒される中にあっても、できるだけ家族とともに、患者の生きる・生きたいという思いに必死で応えてきたつもりです。そして患者は、幽明界（ゆうめいさかい）を異にしました。放心と虚しさから、思いっきり泣きたい気持ちに突き動かされます。看護師も泣いてよいのでしょうか？

Q　終末期で臨終を迎える患者、家族の怒りにも似た感情の暴発にどう対処すればよいですか？

　　東日本大震災後の被害にあった人たちに多く見られた冷静な対応とは逆に、一方では未熟で感情のコントロールを失した八つ当たりを許しているのが今の社会現象です。どのような対策があるのでしょうか？

Q　とっさの間にできる応対はあるのでしょうか？

　　心肺停止で搬送されてきた患者の家族は事態がのみ込めず、呆然として立ちすくんでいました。打ちひしがれて硬い表情の家族に、どのように声をかけたらよいのでしょうか？　居場所もない救急外来で待つ家族に、とっさの間に何ができるのでしょうか？

　　以上はこれまでに、繰り返し受けてきた質問の一部です。現代医療は医療・介護の境界が薄れ、広く対人サービスにまで広がりつつあります。カウンセラー・ソーシャルワーカー・宗教家など、さまざまな分野の力も借りる必要が出てきています。各領域の接点を知っておく必要もあります。

　　筆者のこれまでの活動を通じて得た実践活動の知見をまとめて、日本人の悲嘆についての知識とその対応を紹介します。そして、ともに考えるきっかけづくりを試みたいと思います。

　　初めに、日本人の悲嘆の基本を知るため、基礎的な知識を整理します。正常の悲嘆の経過、これまでの悲嘆研究とその応用面での展開、今なぜ悲嘆の問題が注目されてきているのかを解説します。

❶ 悲嘆の定義

1. 悲嘆（グリーフ）とは

　　重要な愛着の対象を喪失する時、人は強い失望感を抱き、衝撃、不安、孤独を伴う深い悲しみに見舞われます。特に死別とは、対象との絶対的な別離ですから、もう会えない喪失対象を思い出し恋しく思う「思慕」や、先立った人に「負い目」を感じつつ、もう一方では何とか現実を生き延びる覚悟を整えようとしています。この二者が併存する不安定な心身反応を「悲嘆（グリーフ）」と言います。

　　詳述すると、死別経験者（以下「死別者」）は、不運を嘆き、無能感・疎外感・うつ的な状態・焦燥・自責などを味わいます。外界との接触が煩わしく避難の意味で、引きこもりを好みがちです。しかしその一方で、現況を改善しようと意識し頑張ろうと努力を続けます。これまでの生活習慣に何とか戻ろうと試みるのですが、"張りのない生活"に圧倒されがちです。努力しようとする気持ちと期待する成果のギャップに、未来への不確かさが加わり二次的なストレスとなります。身体症状では、睡眠障害・食欲低下など健康とは言い難い身体の違和感を覚えます。加えてうつ的な不調とも関連する、とらえどころのない時に強く長い不安を抱きます。

　　悲嘆のプロセスとしては、相反するような動きを繰り返すシーソーとか天秤を思い浮かべると理解しやすいです（図1）。端々には貴重な過去と現実対処とが載っています。死別者は、「故人に対する思慕・思い出を中心とした心的な反応（喪失志向）」と「死別後の変化という現実に対応しようとする志向性（現実志向）」が併存した不安定な日々を生きているのです。この2つの志向性は天秤上にあり、絶えず揺れ動き変化し、とらえどころがありません。

　　動きについては、初期は一日の中でも変わる日内変動です。特に子どもは日内の変化を起こしやすいですが、大人にも多く見られます。やがて時間の経過とともに週単位、月単位の変化へと変わっていきます。

　　個人による程度の差はありますが、慢性的な情緒不安定状態や二次的に誘発される心身の非日常的反応が持続していますので、時には人付き合いを無意識・意識的回避の"シェルター避難"をし、過度では社会的な不適応すら起こします。

　　総合的に見て悲嘆反応の程度と深さが通常範囲を超えた様相となりますと、ここまでの「正常悲嘆（単純性悲嘆）」に対し「複雑性悲嘆」と呼ばれることになります。

❷ グリーフワークの定義

1. グリーフワーク（悲嘆の作業）とは

　　死別者は、立ち直ろうとし、悲しみながらも、内省を伴う自己整理作業を繰り

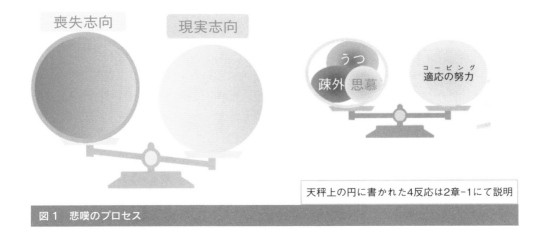

喪失志向　現実志向

うつ

疎外　思慕

コービング
適応の努力

天秤上の円に書かれた4反応は2章-1にて説明

図1　悲嘆のプロセス

返し行います。死者と自分を見つめ直しながら、生きる意義を問い返すのです。

　早く忘れ去ろうと努めますし、周囲からも立ち直りを勧められ、期待もされるのですが、なかなか思うようにはいきません。自分にとって故人が残した影響・事績は埋めようのないほど大きいことに気がつくのです。

　この、残された人々の悲嘆と、個人の悲嘆の消化作業とその過程を含めて「悲嘆の作業（以下、グリーフワーク）」と言います。

　グリーフワークは、死別を経験した人間の正常な反応です。しかし、ほとんどの人にとって自分に起きるとは想定していない出来事であり、心身の強い消耗を実感します。

　他人からの援助は大変役に立ちますが、本人が独特な思い込みを抱きがちですので、その心情を理解して寄り添う気持ちが重要です。グリーフワークは個人差が強く、人によっては強い宗教心、倫理観、人生観で克服する人もいますから、一律的な押しつけがましい援助の姿勢は好ましくありません。

2.　グリーフワークに含まれるスピリチュアルな意味

　グリーフワークの最中には、故人がターミナル期に味わったと思われるスピリチュアルな苦しみが遺族にも訪れます。遺族は、「なぜ生きるのか」「人生とは何か」といった疑問を感じます。生と死を巡る不平等、さらには自己存在への価値観・罪責感・自責感の由来についても自らに問いかけ、苦悩しながら、心に収める解答を見いだしていくのです。

　このようにグリーフワークの過程は、人それぞれが持つスピリチュアルな世界に立ち入る機会をもたらします。この視点から見ますと、ターミナル期から死別後まで、一貫して自らのスピリチュアルな課題を整理していくことの必要性が理解できます。

❸ グリーフケアの定義

1.　グリーフケア（悲嘆の援助）とは

　　悲嘆は、人間の正常な生活の一環です。しかし、核家族社会に暮らす日本人にとって、今や死別はごくまれなライフイベントの一つであるために、身に染み入る課題として考える機会は減ってきています。

　　未経験であるために、家族や親しい人の援助や助言を必要とすることが多いのですが、そのような豊かな人間関係自体が社会から消えうせつつあるのが問題です。

　　夫と死別した筆者の経験を思い返すと、結婚後は、文字通り核家族を築いてきました。しかし、夫の闘病期や死別後には、縁遠かった親戚の絆と温かさをあらためてほのぼのと感じる機会が持てました。特に、葬儀などの宗教行事に集まった親族の輪を見た時、自分も夫も独りで生きてきたわけではないことを実感しました。

　　それでも死別後の交友関係をあらためて見回しますと、新しく知り合いになった人々に置き換わっています。生活を再建するために、生きる意味を再発見する過程でつくり上げられた新しい人間関係と言えるようです。

　　人はどこかで互いに支え合って生きています。形式に流れているとはいえ、宗教の意味を再発見し、日本の伝統的な知恵を見直すことができれば、宗教行事や信仰心が悲嘆回復へのきっかけとなることもあります。ひいてはそれらが人々の信頼感に支えられて、回復の軌跡への方針を与えてくれるでしょう。

　　グリーフワークの時期を過ぎても、死別による喪失の記憶は補完不可能とも言えます。ある意味、悲嘆は生涯続きますので、適切な時期にじっくり繰り言を傾聴してくれる人、必要な買い物をしてくれる人など、死別者のサポートをしてくれる人の存在は、大変心強いものです。これらの援助を「悲嘆の援助」（以下、グリーフケア）と言います。

2.　グリーフケアの広がり

　　日本では、公的機関や病院、宗教団体などの組織が行う制度化されたグリーフケアは確立していません。しかし、遺族が生前に触れ合う機会が多く、気心の知れた医療職に援助を担ってほしいという要望が強くなってきています。欧米では、その要望を具体化した例がホスピスでした。また、日本で介護施設にターミナル加算が認められたのも、この流れに沿っています。

　　先進諸国では人がどのように死を迎えたいか、個人の意思が尊重される方向に進み、先駆的な国としてオランダ、スイス、ベルギー、ルクセンブルグ、続いてカナダ、オーストラリア、スペイン、ニュージーランドなどでは安楽死が法的に承認されています。またアメリカでは、もはや治癒の期待できない人に治療的な

目的で医療を継続する行為は「医学的無益」と呼ばれ、倫理的に非難されるべきとの意見が強くなりつつあります。

　このような生きる意味の解釈・医療への具体的な提言は、グリーフケアを含めた死生学についての考え方が充実していない限り、深まりません。そこで、医療者であり、死を看取る専門職として、看護師の先駆的な取り組みが期待されるのです。

❹ 悲嘆はどのような経過をたどるのか

1. 死別をきっかけにわき起こる感情と混乱

　死別者は、死別をきっかけとして、突然一度に多くの思いが錯綜するため、混乱した感覚にとらわれます。私たちは、不測の事態に備えようと考えてはいても、最悪の「死別」への心の準備はできていないものです。

　病死の場合であれば、病気にかかったことにまで遡って、「なぜ自分の身近で起こってしまったのか？」「どうすればよかったのだろう？」と、堂々巡りの自問自答を繰り返すのです。

　このような反応は世界共通と言えますが、悲嘆の継続期間や反応の強弱に関しては、社会・文化の背景、そして宗教が異なれば思考過程に相違が出るため、その国独自の考え方が必要です[1,2]。

2. 悲嘆の開始　〜急性期悲嘆〜

　疾病がもはや回復不可能と家族が感じた時から、死の予知に伴う不安を中心とした悲しみの反応は起こり得ます。

　しかし、本来の悲嘆は、死別直後に始まります。特に死別直後は、急性の反応が出る場合が多くあります。死別後間もないころに、短期間の無感覚、衝撃、狼狽などを呈する反応が見られ、この反応は「急性期悲嘆」と呼ばれます[3]。急性期悲嘆は、死別直後に多く見られ、半年くらいまで継続することがあります。

　急性期悲嘆の事例は、日本人についてはこれまで詳しい報告はありません。しかし筆者は、グリーフケアの普及活動を実施している中で、急性期悲嘆に該当するいくつかの事例を確認しています。

3. 急性期悲嘆の 2 事例

　1 つ目は、初老の医師 A さんの例です。A さんは、それまで勤務を怠ることはありませんでしたが、妻との死別後、ある日突然、勤務を休みました。妻に先立たれた後の状況をうすうす知っていた知人の一人が、翌日彼の家を訪れ、留守に気がつき、職場の同僚に問い合わせました。しかし、病院内で連絡がとれなかったため、自宅内に立ち入ったところ、部屋でうずくまっている A さんを発見しました。

　日々の深い脱力感に加えて、家事に疎いＡさんは、食事を規則的にとらず、アルコールの摂取を繰り返す間に、時間の観念が薄れ、職場に連絡することに思いが及ばなかったのです。とりあえず入院し、水分を補給した後に遠隔地に住んでいた娘さんを呼び戻してからは正常に戻りました。

　２つ目は、親密な人間関係を築き上げていた集団内で見られた事例です。

　学生Ｂさんが自殺を遂げました。理由の一つとして、Ｂさんが好意を寄せていた同級生Ｃ子さんの周囲からストーカー扱いを受けたことが挙げられました。死亡が告げられた時、校内ではパニックを伴う騒然とした反応が見られました。特に、死亡したＢさんのごく親しい友人たち、事の顛末にかかわり合った教師たちには、共通した反応が起きました。

　学生たちは学校生活に集中できず、うつろな様子なのでした。ある学生は突然深いため息をつき、中には過呼吸、過喚気症候群に陥り、立ちくらみ・胸の圧迫感を訴える学生もいました。またそれらの学生について、どう扱うべきか悩む人・呆然と考え込む人などさまざまで、この問題にどう終止符を打つべきか、教師たちは悩んでしまいました。

　このような急性期悲嘆は、悲嘆の一表現形とは気づかれず、慌ただしい日々の出来事に埋没して、見過ごされてしまうケースがあるものです。突然の死や、予期できなかった事件・事故などの直後に表れやすい急性の反応には、次のようなものがあります。

□起きた現実に圧倒され、ため息ばかりつく（過喚気症候群に至る場合もある）

□脱力感・力が入らない

□物事に集中できない・エネルギーの欠乏様の脱力感

□どこか呆然としている

□四肢の冷感・立ちくらみ・胸の圧迫感を訴える

□口が渇く

□のどがつまるような感じがする

□頻脈、頭痛などを訴える

□音に対して過敏となる

□表情が硬くなる

□すすり泣き・大泣き・過剰ともとれる感情表出が見られる

□胃が重い、空腹感がない、食欲の不振などがあり、体重減少にもつながる

□不眠を訴える

□一時期、健忘に近い状態になる

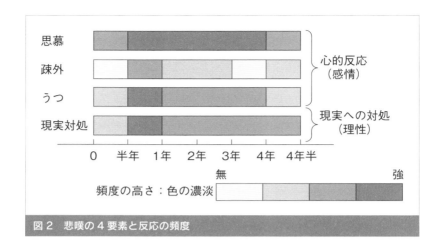

図2　悲嘆の4要素と反応の頻度

4. 本格的な悲嘆への移行期

　　急性期悲嘆の時期は、混乱に紛れて自覚や自己分析が明確にできないものです。

　　しかしやがて、悲哀をあまり感じず、必要な行動は比較的冷静にこなすことができる時期がきます。これが本格的な悲嘆への移行期に当たり、衝撃の時期に含めて「ショック期」と呼ぶのが妥当です。

　　この時期は、必要な行動はきちんととれますが、緊張感が大変強く、過敏な状態にあります。また、死別の衝撃に耐えかね、この時期からすでに体調不良を併発しているケースもあるので、周囲は注意深く見守る必要があります。

5. 「喪失志向」と「現実志向」の間で揺れ動く日本人の悲嘆

　　急性期の反応からショック期を経て、本格的な悲嘆が現れてきます。日本人の悲嘆の心的反応は、①思慕、②疎外感、③うつ的不調、④適応対処の努力、の4要素が中核になります[4]。

　　このうち、①から③までは喪失に関連する「喪失反応」であり、喪失を悲しみ、嘆き、故人を追い求めて苦しむ感情的な反応です。これらに対し、④は「現実への対処」を求める願望、つまり、このような苦しみにもがきながらも、何とか生き抜こうと考える理性的、現実的な思考・行動反応のことです。

　　死別者は、この喪失志向と現実志向の狭間で揺れ動いているのです。

　　4要素の中では、「思慕」の反応が最も高い頻度で観察されます。また「うつ的不調」と「適応対処の努力」の反応は、死別後半年から4年半程度まで、ある程度の頻度で継続して出現します。筆者の調査では、「疎外感」は他の反応と比較すると早期に消失していきます（図2）。

6. 悲嘆の区切りまたは終結

　　これらの悲嘆はいつ区切り、または変化点を迎え終結するのでしょうか。

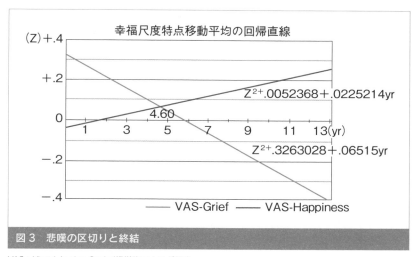

図3　悲嘆の区切りと終結

VAS：Visual Analog Scale/視覚的アナログ尺度
〈出典〉宮林幸江：悲嘆反応に関する基礎的研究, お茶の水医学雑誌, 51(3・4), p.58, 2003.

　　心理的に変化が表れる時点を標準化した尺度で測定した統計値があります。それによると、約4年半という結果が出ています（図3）[5]。さらに死別した対象者別に分析すると、親の死の場合、配偶者や子どもよりも短くなるなどの相違があります[6]。また年齢別に分析すると、高齢者（65歳以上）の悲嘆の区切り・終結は、約6年となり、平均の4年半より遅れるという特徴も挙げられます[7]。

　　「悲嘆は生涯続く」と見なす報告もあります。しかしここでは、これまでの生活とは異なる別の生き方を身につけ、何とか一区切りがついたという意味での悲嘆の終結を示しています。

　　死別後しばらくの間は、じっくりと悲しみに向き合う時間もなかなかとれず、日々現実の問題対応に迫られることになります。このため、いつになれば気持ちの整理をつける心境になれるのかという焦りにも近い思いが出てきます。

　　しかし、このような慌ただしい日々の生活への対応自体が、悲嘆回復につながっています。多忙に身を紛らわせることで、こみ上げてくる悲嘆にふたをする手法は、全体の回復にこそ時間がかかるかもしれませんが、大部分の日本人が普通にとっている悲嘆の対処法なのです。

　　感情の整理・処理法として、感情を思いきって表出し、開放する方法もあります。しかし日本人には、個人差や年代差はありますが、あたりかまわず泣き崩れる習慣はありません。また、悲嘆の感情を周囲の人に話す習慣もありません。仮に話したとしても、そのことによって課題が解決するとも考えてはいないのです。

　　こういう時にこそ「喜びは分かち合うことによって倍になり、悲しみは分かち合うことによって半分になる」という格言を生かしたいところなのですが。

❺ 死別以外の喪失と悲嘆

1. ペットロスの場合

　　ペットを喪失した場合も、人の死別と同様の反応を示すことが知られています。

　　周囲の人々との交流が薄れ、ペットが心の拠りどころとなっている人が増加している現代では、ペットの死による悲嘆に共感が生まれています。しかし、ペットの喪失が人の悲嘆と異なる点には、生臭い遺産相続問題や納税の面倒がないこと、葬儀の様式の選択を巡る争いが起こりにくいこと、ペットの寿命は飼い主のそれと比較すると相対的に短いので、落ち着けば「またペットを飼ってみようか」と思うゆとりと選択肢が当事者に残されていることが挙げられます。

　　ペットの喪失による悲しみの表出は許されるという社会の認知が急速に進みました。現在では、ペットの墓地の整備は全国的に広がっています。

2. 失業・破産の場合

　　失業・破産などは、当事者に深刻なアイデンティティの危機をもたらします。

　　社会的な地位の低下・家族の離散・経済的なトラブル・法的なトラブルなどにさらされ、悲嘆とはある部分で共通する心理状態（自尊感情・帰属意識の低下）に陥り、クオリティ・オブ・ライフ（QOL）の悪化を招きます。

　　自殺の誘因の一つとしても知られ、深刻な問題です。しかし、特定の人を恋しく懐かしく思う心情は伴いません。ただ、もし悲嘆と重なりますと、深刻な反応が表れることが知られています。度重なる悲嘆は、足し算ではなく、かけ算的に反応が深刻化する場合があるのです。

❻ 日本と韓国などの悲嘆表現の違い

　　韓国では、大きな事故がテレビで放映されるシーンを見ますと、遺族の悲嘆の表出態度には、日本のそれとの大きな差が見られます。韓国人女性はまさしく「号泣」します。地面に伏し、ひざまずき、顔を覆うこともなく、抗議と怒りの感情をあらわにします。日本人は、このような感情の表出・開放はほとんど行いません。「恥の文化」と呼ばれるゆえんなのでしょう。

　　2009 年 11 月 14 日に起きたプサンの室内射撃場の火災事故でも、以下のように日本人遺族たちは冷静に対応したと報道されています。

　　「遺族らは大きな声で泣き叫ぶような姿は見せず、悲しみをかみしめた。突然家族を失ったつらさは非常に大きいに違いないが、ただひたすら静かに現実に耐えている。しかし怒りを忘れたわけではなく、何度かその怒りを激しくぶつけることもあった。それでも直後には落ち着きを取り戻していた」[8]

　　中国大陸で暮らした経験のある人によると、中国人、朝鮮人の葬儀では“泣き

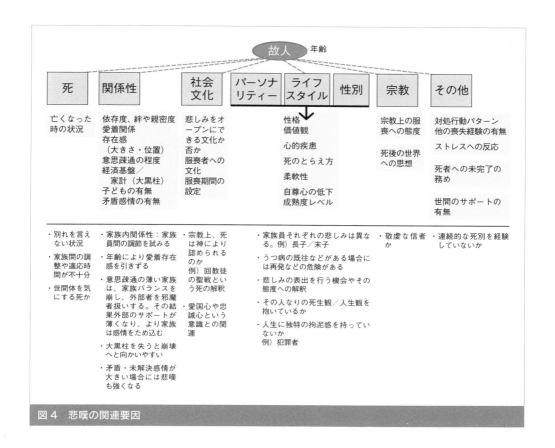

図4　悲嘆の関連要因

女”を依頼する習慣が見られたそうです。特に親族でもない、いわば葬儀の時だけ報酬をもらうパートタイマーが存在し、葬儀に加わり、親族とともに泣くのだそうです。前世紀初めの中国を舞台にした大河小説『大地』には、たしかに“泣き女”を雇いあげる風習が描写されています。韓国ほか東アジアで見られます。

　このように、日本と近隣国では、悲嘆の対処は異なっているようです。この違いもまた、日本人の悲嘆が長引く一要因なのかもしれません。現在の研究では、「死者との絆を保ちつつ回復すること（絆を断つのではない）の利点や、回復過程での感情表出は推奨されるべき」となってきています。

❼ 悲嘆反応の個人差

　悲嘆反応の表出には、個人の思考、環境差が大きく影響します。したがって、死別で深く傷つき、適応能力を失うほどの人から、ほとんどその反応をうかがい知ることができない人までいることもまた事実です。個人差の要因は、図4に示すように多様です。

引用・参考文献

1）パークス, 桑原治雄・三野善央訳：改訂死別, メディカ出版, 2002.

2）Parkes CM, Laungani P, Young B：Death and Bereavement Across Cultures, Brunner-Routledge, p.10-27, 2003.

3）Lindeman E：Symptomatology and Management of Acute Grief, American, Journal of Psychiatry, Vol. 101, p.141-148, 1944.

4）宮林幸江：悲嘆反応に関する基礎的研究―死別悲嘆の下部構造の明確化とそのケア―, お茶の水医学雑誌, 51（3・4）, p.51-69, 2003.

5）前掲 4）, p.66.

6）宮林幸江・安田仁：親・配偶者・子を病気で亡くした 207 人の健康・抑うつ・悲嘆：年齢を調節した続柄差の検討, 日本うつ病学会　第 4 回うつ病学術集会, p.106, 2007.

7）宮林幸江・安田仁：高齢期における死別悲嘆反応持続時間について, 日本老年看護学会　第 11 回学術集会, p.207, 2006.

8）産経新聞：釜山射撃場火災　静かだが断固たる態度の日本人遺族, 2009.11.18.

1-2　悲嘆の社会問題

❶ 社会背景の変化による影響

1.　厄介ごとを避けたい風潮 "悲嘆排除症候群"

　　変遷する日本の社会で、「悲嘆排除症候群」[1]と言われる問題が生じ、現在でも排除されずに残ります。人々は、遅かれ早かれ必ず起きる「死別」の問題について、自分の身にも起きるという視点を普段は持とうとしません。

　　そして、いざその時に、自分でも予想すらしなかった深刻で複雑な感情に翻弄（ほんろう）され、悲嘆に直面し慌てふためいてしまうのです。

2.　家族のあり方の変化

　　日本の産業構造が変化するにつれて、大家族の崩壊が起こり、同居家族は減少していきました。祖父・祖母など上の世代から、子どもや孫など下の世代への経験に基づく知恵や情報は、現在では受け継がれにくくなっています。

　　身内ですら臨終まで看取ることができない事例も増加しました。そのため人々は時間がたつにつれ、そのことに強い負い目を感じるようになってきています。

　　また、平均寿命と平均健康年齢の間にあるギャップも影響していると言えます。長生きの重要性については強調されていますが、どのように人生を送るべきか、そしてどのように死んでいくべきかについての死生観は、あまり議論されていないのが現実です。したがって、離れ離れに住む家族の間では、どのようにして介護に当たるのかについてや、死別後の一家のあり方について語り合うこともありません。

　　そのために「遺族」となった時のとまどいは、想像を絶するものになります。

3.　グリーフケアの意識の低下

　　日本では、明治維新以降の相次ぐ戦争によって、グリーフケアは人々の意識の中で相対的に軽視されてきたと言えます。

　　特に、史上最大の犠牲者と被害を生み出した第2次世界大戦後の日本では、国家の経済的復興や、個人の生活の向上が一番の関心事となり、悲嘆のような個人の内面的テーマは放置されてきたのです[2]。

4.　家族の期待と医療紛争

　　では、悲嘆が重要視されてきた現在、なぜ看護師がグリーフケアを担う必要性が出てきているのでしょうか？

　日本では、残念ながら、死別期前後の医療制度に心理士や宗教家が組み込まれてきませんでした。通常は、看護師・介護士が終末期の患者を看取りつつ、死別に立ち会うことになります。つまり看護師は、家族までとはいかなくとも死別期の重要な生き証人・送り人になっているのが現状です。

　一方で、患者やその家族から医療には過大な期待が寄せられ、期待が裏切られたときに、医療紛争が多発しつつあります。

　病院に入院して生活を送る時に、患者やその家族は多くの受苦体験を突きつけられます。中にはその期待に応えられないこともあり、患者の死を迎えたりする時には、残された家族は、悲嘆体験からの回復のための一手段として、医療者への攻撃的態度や行動を示すことが知られてきました[3]。

　依存に近い過度の期待を寄せられている看護師にとって、医療紛争を避けるための知恵としても、グリーフケアの本質を学ぶ必要があるのです。

5. 広がる家庭機能の外注化と医療分野の動き

　日本の教育・医療は、1970 年代、家庭外に依存する現象が進みました。「核家族化社会・高齢化社会」[4]と言われる現在では、さらに介護・子育ての外注化が顕著になってきており、家族や共同体で行われてきたサービスの大部分が、企業や行政など外部に依存する時代に変化しています（図 5）。

　ケアの医療モデルから生活モデルへの変化はすでに実践されてきていますが、看取りについても、多様な領域から同様の声が上がっています[5,6]。終末期でのより個別的なケア、スピリチュアルな死の看取りへの希求は、医療界の方向性に大きな影響を与えるでしょう。

　旧民法の日本では、人のつながりを強調する共同体の絆が強く求められていました。家や家族のためには自己献身を当たり前と考える規範が普通でした。現在では自己実現の考え方が普通になり、古い家中心主義の供養・葬儀の役割を大事にするよりは、自分の喪失感を埋めることができるか否かを大事にするようになっています[7]。

6. 死生学教育と死生観

　人の生き方についてもさまざまな反省が生まれつつあります。よく聞かれるようになった QOL とは、生命の量（肉体が活動している時間の長さ）から生命の質（患者の身体的、精神的な意味での自由）へと重点が移りつつあることを示しています。

　ここからさらに、クオリティ・オブ・デス、つまり死ぬ場所や方法などについて、いかにスムーズに患者とその家族の心を死に臨む状態へと移行していただけるかが問われるのです[8]。

　死生学教育に力を注ぎ、地域の力も活用する欧米では、看取りの制度が整って

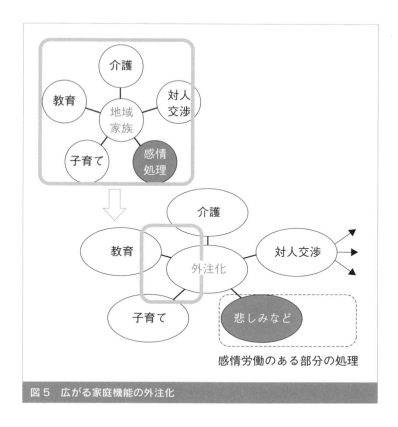

図5　広がる家庭機能の外注化

いいます[9]。死とその看取りの考え方を一般に普及することを怠ってきた日本とでは、死に対する意識や取り組みに大きな差があり、最近は差を縮める方向にあります。

　その具体的な表れが、ヨーロッパ諸国などでの安楽死を容認する傾向の拡大に見られます。悲嘆を含む死生学の広がりは、日常の社会の営みにまで強い影響力を持つようになってきています。グリーフケアを終末期医療に組み合わせることにより独自の意味を拡大できます。ですからグリーフケアを緩和医療の現場に普及させる必要があるのです。

❷ 医療従事者としての支援体制

1. 悲嘆の認識度と整備

　悲嘆・グリーフという概念を丁寧に説明する日本語は見当たりません。現在ようやくその意味が、世間の一部に認識されつつあるといったところでしょう。

　したがって、現在の時点では、誰が・いつ・どこでケアを行うべきかという制度や様式が確立していないため、グリーフケアを行う場合は、既存の社会制度を踏まえながら行っていくのが現実的でしょう。

　　グリーフケアに対する医療従事者の参画のあり方も、社会制度との兼ね合いを考慮しながら進めていくべきです。そこで、まずは現場の知恵の積み重ねが必要です。例えば病院に“遺族のための窓口”を設置します。困り事の相談に応じ、遺族が悲嘆に苦しんでいる場合には、看護師がセルフケアグループへの橋渡し役を担うといった具体的な提案を行ってみてはどうでしょうか。

2.　看護師の役目　家族への気づきを促す

　　家族機能の大部分が外注化された現代社会。その最大の欠陥は、融通の利かない人工的制度に依存的になりすぎることにあります。

　　例えば、人々は一抹の後味の悪さを感じつつ、年老いた家族を病院や施設に置き去りにして、慌ただしく立ち去らざるを得ません。病棟は患者のためにあり、付き添いの家族のためのものではないのですから。

　　病院のルールは厳しいものであり、社会学者の間では病院の規則を兵舎のそれにたとえて批判する意見もあります[10]。今から半世紀以上前に導入された国民皆保険制度の時代に開設された病院は、当時の社会・経済状況を反映しており、基本的には居住空間は狭く、効率化が求められた建物です。比較的豊かな時代になっても、この発想に基本的な転換は見られませんでした。大型化する医療器械のスペースだけ追加確保されたのが、各病院の現状ではないでしょうか。

　　末期がんのターミナルケアの切り札として登場したホスピスは、死にゆく人々の苦痛を取り去り、尊厳ある死を提供する場を用意することに意義があります。現在の日本のホスピスでは、苦痛を取り去るという要件は満たしつつあるものの、尊厳についての配慮は、制度上の設置基準の中には盛り込まれていません。尊厳ある死への配慮、つまり心理的・スピリチュアルな配慮を欠いた医療の場は、単なる「終末処理施設」に近く、注意したいものです[11]。

3.　グリーフケアのネットワークづくり

　　看護師をはじめとする医療や介護に当たる人々が、宗教関係者・教育者（担当教諭・養護教諭）・臨床心理士・葬儀関係者など、悲嘆を見聞する機会を持つ人々と連携し、ネットワークを形成する必要があります。

　　もちろん、かけ声だけの連携の提唱ではなく、グリーフケアへの気づき、必要なスキルの交換、必要な知識の共有など、具体的な目標の実現をめざす必要があるのです。人間は、身近な人を失う時に初めて、生命の摂理の深さに気づきます。そしてこの時期に、人生の持つ奥深さに目覚め、学ぼうとします。この機会に再度死生観の学びとりを行い、何かを実践できることは、医療者に許される特権の一つでしょう。

引用・参考文献

1）小此木啓吾：対象喪失, 中公新書, p.184-212, 1979.

2）前掲 1), p.211-212.

3）和田仁孝・中西淑美：医療コンフリクト・マネージメント―メディエーションの理論と技法, シーニュ, p.2-17, 2006.

4）広井良典：ケア学・越境するケアへ, 医学書院, p.24-25, 2000.

5）水津嘉克［野口裕二・大村英昭・臨床社会学の実践］：死別と悲嘆の臨床社会学, 有斐閣選書, p.198-200, 2001.

6）新村拓：死と病と看護の社会史, 法政大学出版局, p.302, 1989.

7）読売新聞：長寿革命, 2009 年 11 月 17 日.

8）カール・ベッカー：次世代のための死生観教育　次世代死生学論集, 東京大学大学院人文社会系研究科, p.24-25, 2006.

9）森岡恭彦・村上洋一郎・養老孟司：新医学概論　死にゆく人の医療, 産業図書, p.183-185, 2007.

10）前掲 5), p.198-222.

11）遠山卓史：医者がすすめる不養生, 新潮社, p.163, 1997.

1–3　グリーフケアに当たって

❶ 通過儀礼に日本人が期待すること

　　死後の一連の儀式が一段落した時点から、本当の悲嘆が始まります。

　　死別後には、連続してさまざまな社会的な行事が行われるものです。葬儀にかかわる法的手続きは葬儀社が代行し、早い時期に終了しますが、財産権上、遺族が行う故人の存在を抹消する手続きには、ほぼ 10 カ月を要します。死別者は、身の回りで進行する生活の変化に追われ、故人をじっくりと思い出す余裕は意外にないものです。

　　それらが一段落した時点で、本当の悲嘆の反応にとらわれるのですが、皮肉なことにこの時期に周囲の人々は喪失の当事者を除いて、すでに終わったこととみなしがちです。

1.　日本での死の通過儀礼

　　死別後には、どのような国でも宗教行事が行われます。日本では、クリスチャンが人口の 1%前後と極めて少なく、圧倒的多数の方が仏式で葬儀を執り行います。

　　葬儀について日本人は、3 つの期待を持つと言われています[1]。

①恐怖心とけがれを封じ込める

　　この世での縁が切れたことを、念入りに確認する作業を必ず行います。この作業には、死霊のたたりを避けるためのさまざまな配慮が含まれていました。現在でも出棺の時に玄関は使用しないのが普通ですし、北枕、逆さ屏風、お清めの塩などもその名残です。また納棺の際には、近親者の手により最後の釘打ちが行われ、死者を封じ込め、現世での縁が切れたことを確認します。

②死者を追慕する

　　死んでからある程度の時期を過ぎると、霊は「祖霊」になるとされています。

　　これは、死体が物理的に跡形もなくなる時期に相当し、死別後 50 年前後が想定されています。それ以後、祖霊は遠い世界に去ることはなく、近くに留まり子孫の生活を見守っています。そして毎年、時を定め家に戻ってくるのです。

　　その手助けとして、死者を安住の地にきちんと送り届けるため、あの世での死者の名称として戒名、法名（仏教宗派によって呼称は異なる）が授けられるのです。

③社会への公示

　　葬儀を盛大に行うことにより、死者の徳をしのぶとともに、喪主の家柄や富・権力を誇示することにも用いられます。海外の政治家、王・皇族などです。パンデミックがあり、日本では急激に消失しています。戒名にかなりの金額を支出する行為が、その事実を物語ってきました。

　　死者についての恐怖心は現在の日本人にはないでしょうし、葬儀に含まれる死者追慕の意義を理解できる人も少なくなっています。

❷ 個人的な死の確認
〜医療者として遺族の心情を整理する〜

1. グリーフケアに対する遺族のニーズ

　　医療者がグリーフケアにかかわる必要性があるとは、これまでは考えられてはいませんでした。また、社会から期待されることもありませんでした。遺族の中には、高い自尊心や信仰心に支えられて、ケアをまったく必要としない人もいます[2]。

　　諸外国でも、グリーフケアが社会に浸透してきたのは、ホスピス制度が定着した1970年代以降のことです。自然に任されてきた人間の死に際して、インフォームド・コンセント、緩和医療、尊厳死、安楽死などの概念の導入、そして死生学が始まってから、グリーフケアの思想は浸透し始めました。

　　具体的には、個人の死について、その人の選択の自律性が尊重されるようになり、キュアよりケアや生活の質（QOL）が優先するようになってからのことです。

　　では、日本で実際に、死別後のケアを受けたいと思う遺族はどの程度存在するのでしょうか。具体的な報告を検討してみます。

　　1997年から1998年にかけて、大阪府のあるホスピスにおいて、死別後10カ月から30カ月の死別者（2親等以内の遺族を対象）への調査を実施しました。自助グループへの参加希望の有無について尋ねたところ、「参加したい」と答えた遺族は11.7％、「参加したくない」が38.3％、「どちらとも言えない」が50％という結果でした。また、「精神科医やカウンセラーに相談したいと思ったことがある」と回答した遺族は15.9％でした[3]。

　　この結果を解釈すると、「どちらとも言えない」と回答した50％の中には、自助グループの意味合いや効果をよく納得できない人・もう少し成り行きを見極めてからと考える慎重な人・自助グループに懐疑的な人が含まれているのではないでしょうか。調査が行われた時期はバブル経済崩壊期に当たり、特に1998年は、日本の自殺者が3万人の大台を超えた時でもありました。現在ではもしかすると人々の意識は変わってきているかもしれません。

　　専門職によるグリーフカウンセリングが盛んなアメリカではビジネスの一環ですので、ケアのニーズについて調査も行われていますが、グリーフケア希望者に

ついて確実な数値は出されていません。アメリカの緩和医療の現場で行われている型どおりのグリーフケアについて、辛めな評価を行うボナンノに従うと、全体の遺族の半数以下ではないかと推定されています[4]。この数値にしても日本の実情に比較するとかなり大きな数値です。

　筆者の感触では、グリーフケア希望者は、日本の病院で家族を見送った遺族の数％程度ではないでしょうか。日本での実践的な悲嘆研究を注意深く読んでみても、実際のニーズの存在についてはまだ不明な部分があります。筆者のグリーフケア講習会で、約530名の参加者に「グリーフケアの必要性を感じたことはありますか」と質問したところ、約90％が「ある」と回答されており、その中の70％程度の方が「グリーフケアの実践に当たり対応に困惑した」と答えています[5]。

❸ 看護師のグリーフケア

1. グリーフケアについての看護師の意識

　現場の看護師は、グリーフケアに関心を抱き、重要性を感じています。他の医療者の立場と比べて、悲しみと心のケアの必要性に早くから気づくためでしょう。この傾向はイギリスでも同じであり、看護師・ソーシャルワーカー・専門介護者が最初に互いの役割認識を行い、医師・心理学者の気づきはかなり遅れます[6]。

　医療制度や宗教、死生観が欧米と異なる日本では、看護の現場のグリーフケアのあり方について、さらに地道な調査が必要でしょう。

2. ホスピス・緩和ケア病棟でのグリーフケアのニーズ

　グリーフケアの条件が比較的整っているのは、緩和医療の分野でしょう。

　現在、一般診療所・病院のグリーフケアは、医療保険の適用対象にはなっていません。日本で死にゆく人々への公費による援助が唯一認められているのは、緩和医療・ホスピスの領域です。在宅緩和医療も2007年から制度的に認められるようになりました。ホスピス・緩和ケア病棟での調査によると、調査対象となった施設の8割以上が、遺族ケアのニーズを認めたという結果が出ています[7]。

　欧米では、病院設立の条件の一つとして、パストラルケア（病院付きの宗教者によるケア）の存在が問われます。筆者が訪れた経験のあるミネソタの病院では、病棟にはチャプレン（病院付き牧師）が常駐しており、外来部門にはグリーフケア部門ソーシャルワーカー・心理士・訪問看護師・ボランティアからなるグリーフケアチームが機能していました。

　またアメリカの民間医療保険会社（マネジドケア）にせよ、老人対象の公的医療保険（メディケア）にせよ、死後1年間に限り、グリーフケアには一定の給付が認められています。そして、保険給付では賄えない費用を地域社会が寄付を募り、助け合う精神が取り込まれています。

　具体的には、ケアに要する費用の一定額（5％分）を地域の寄付に求めています。個々の人々がグリーフケアの必要性を認め、社会の連帯を保つために必要不可欠と理解しているため、住民は租税・健康保険の負担のほかに寄付を行っているのでしょう。このような制度は、地域住民の連帯感の醸成にもつながっています。

3. 看護師が担うべき役割はグリーフケアマインドの定着

　日本の現状を見ますと、看護師が担うべき役割の一つは、悲嘆の実態を社会に発信し、グリーフケアマインドの定着を図ることにあると考えます。

　生・老・病・死は、人生最大の主題です。一時8割以上の人が病院で亡くなり（現在施設死が増加中）、100％近い人が病院で生まれているのです。つまり、ライフイベントの節目で人間は他人の世話を必要としていることになります。差し当たっては、温かい人情味回復のきっかけづくりとしてグリーフケアを取り上げる必要があります。

4. 悲嘆援助の4つのあり方

　悲嘆相談時の介入方法は、情報的・情緒的・道具的・治療的介入の4つにまとめることができます。ケアを行うには最適な人・時間・場所が、それぞれ異なると理解しておいてください（図6）。

①情報的介入

　多くの遺族は、死別後の自分の心境がどのように推移するのかわかりません。そのため、ネガティブに考える傾向があり、落ち込み、怒り、疎外感などは自分だけの現象だと思い込みがちです。また悩みや心痛、体調不和を伴うだけに、いつまで続くのか不安にさいなまれます。

　特に思慕はつらく、長い期間続きます。しかし、思慕は希望なき日常の中での励ましに変わり得る可能性も秘めています。身体症状については、本当の疾病に移行しない限り、心の持ち方（認知）一つで自然と癒えます。

　このような情報・知識を相手に柔らかく説明し、理解するきっかけを提供するのが、情報的介入です。見境なしに行うのではなく、求められた時に手を差し伸べる用意があると、さりげなく提示する必要があります。

②情緒的介入

　死別者は慰めを期待し、心情の表出をくみとってほしいと願います。また早急に立ち直りたいと思っています。しかしその反面、このような苦しみを理解できる第三者はいないと思い込みがちです。立ち直りのきっかけづくりには、優しい傾聴や周囲の共感が必要になります。

　死別者に対し、特定の条件下以外では、叱咤や激励、教示は必要ではありませ

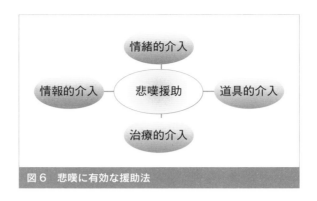

図6　悲嘆に有効な援助法

ん。死別者は社会との連帯を再構築し、手がかりを模索している状態なので、変わり果てたと思い込む自分を受け入れてくれる人は貴重な存在です。この本人の状態を観察し、援助の手をさりげなく差し伸べるのが、情緒的介入です。

③道具的介入

　男性の死別者の場合、大げさに言えば、死別直後から始まる日常生活に苦慮することになります。妻との役割分担がはっきりしていた家庭で、待ち受けている現実は日常生活の苦労です。台所用品・衣類など、こまごました物品の収納場所がわからないことや、近所のご夫人たちの見分けもつかないことなどがあり、非常に困ります。ついついコンビニ頼りの日々になりがちです。

　女性の場合は、趣がやや異なります。女性独りの生活で味わう感覚は、極端な外部に対する警戒心と、過敏な反応です。戸締りを何回も確認したり、外部の物音を異常に気にしたりするようになります。また、大型の家電製品や家具の位置を変えようにも、独りではどうにもなりません。かといって他人には簡単に手伝いを頼めないのです。さらに、よその男性に何かを依頼しますと「だんなさんが亡くなったばかりなのに、あの人はまあ」というような世間の声が聞こえてくるように思い込みます。

　このような切実な日常の問題に対する手助けが、道具的介入です。これは、後々大変感謝されます。

④治療的介入

　悲嘆は心身の健康に大きな影響を与えます。その解決法が、治療的介入です。

　身体症状で出現頻度が高いのは、睡眠障害や食欲の低下です。心的な反応に対する対応よりも、治療優先度が高いことが多いのです。そして比較的早期に、身体症状は現れます。

　看護師が、セルフケアグループ、ワークショップなどに参加する時には、身体症状の合併に注意を払うことが求められます。身体的・情緒的な問題との対応の

優先度を見極めることが必要でしょう。急激な血圧の上昇、不整脈などが起こりやすいことを覚えておきましょう。

悲嘆が高じて反応性のうつ状態に陥る事例が多くあります。本人の性格・孤立環境的な背景も関係します。躁的な攻撃性を示す人もいます。精神科の薬の力を借りる方法がありますが、いくつかのうつスクリーニング尺度の存在は把握しておくべきでしょう。

うつの自己診断尺度には、それぞれの特性があります。筆者は被験者の抵抗感が少なく、死者との関係を大切にした質問項目が特徴の悲嘆尺度の MGM を用いています（資料 1）。

また死別者の感情をさかなでしないように、優しく聴きとるスキルも求められます。心の障害の判断には専門家の経験知が求められますが、看護師にはうつ病のスクリーナーの立場に徹する「割り切り」が求められます。

＊

看護師が行うグリーフケアは、現段階では、情報的介入と情緒的介入に、ひとまず留めておくべきというのが筆者の意見です。

親身になって相手の立場を考え、行動する発想は決して非難されるべきとも思いませんが、現場のサポートが必要なのです。

❹ 看護師が知っておきたい知識

看護師が心のケアを含む看取りに当たる時、または、看護師が個人の立場でグリーフケアにかかわる時には、一定の限界をあらかじめ設定しておくことが賢明でしょう。共通するいくつかの問題点が、個人のみならず職場に浮上してくるのです。

問題点とは、共依存・燃え尽き・共感疲労などです。

1. 共依存

特定の相手との関係性に過剰に依存しすぎることを言います。看護師は、その仕事の特性から「共依存」の状態に陥りやすいとの指摘があります。共依存とは、問題を起こすことで相手を支配しようとする人と、その人の世話をすることで相手を支配しようとする人との特殊な人間関係です[8]。アルコール依存者や薬物中毒者と、その家族との関係から、共依存が見いだされました。

適度な範囲に留まっていれば、人間関係は相互依存であり、普通の家族関係などは相互依存の範囲に留まっていると言えます。しかし、お互いの存在に過度にもたれあうようになると、その関係は問題視されるようになります。典型的な事例は、上述したアルコール依存者の例です。ソーシャルワーカーとクライエントとの関係性の中で問題となりつつあります[9]。

		5	4	3	2	1
1	「うんうん」と理解を示す対象がもういない現実がやるせない	いつも	ひんぱんに	時々	まれに	ない
2	一緒に過ごした故人と関連する行事、物事や場所では寂しい	いつも	ひんぱんに	時々	まれに	ない
3	亡き故人が恋しくてしかたがない	いつも	ひんぱんに	時々	まれに	ない
4	心の中にぽっかり穴があいたような気がする	いつも	ひんぱんに	時々	まれに	ない
5	すべてを失ったと感じる	いつも	ひんぱんに	時々	まれに	ない
6	もう元の家族・仲間には戻れないと思う	いつも	ひんぱんに	時々	まれに	ない
7	一緒にしてきたことがもうできないんだ…とあらためて思う	いつも	ひんぱんに	時々	まれに	ない
8	今後、何も相談したり・相談にのることができない現実が寂しい	いつも	ひんぱんに	時々	まれに	ない
9	死別の悲しみにくれている	いつも	ひんぱんに	時々	まれに	ない
10	なぜ私がこういうこと（死別）にあうのだろうと思う	いつも	ひんぱんに	時々	まれに	ない
11	幸せそうな家族や連れそう人々を見るのはなんとなくつらい	いつも	ひんぱんに	時々	まれに	ない
12	生前仕方なかったことも「できていれば」と思う	いつも	ひんぱんに	時々	まれに	ない
13	死別は自分の立場や身分をも失くした気になる	いつも	ひんぱんに	時々	まれに	ない
14	置いてきぼりをくったような気になる	いつも	ひんぱんに	時々	まれに	ない
15	人とのつながりが絶たれ孤立してしまった気になる	いつも	ひんぱんに	時々	まれに	ない
16	この不幸で、自分だけ他の人と違ってしまったと感じる	いつも	ひんぱんに	時々	まれに	ない
17	親しかった仲間といても、とけこめない	いつも	ひんぱんに	時々	まれに	ない
18	故人に対し、私の配慮や力が足りなかったのではないかと思う	いつも	ひんぱんに	時々	まれに	ない
19	何かのおりに不意に思い出し、胸が締めつけられる	いつも	ひんぱんに	時々	まれに	ない
20	どうしようもない孤独に襲われる	いつも	ひんぱんに	時々	まれに	ない
21	死別が原因で、身体が不調である	いつも	ひんぱんに	時々	まれに	ない
22	身体から力が抜けるような疲労感を覚える	いつも	ひんぱんに	時々	まれに	ない
23	苦しい死別の経験が私を強くしつつある	いつも	ひんぱんに	時々	まれに	ない
24	今までと異なる点で生きる術を身につけつつある	いつも	ひんぱんに	時々	まれに	ない
25	死別の悲しみに区切りがついてきたように思う	いつも	ひんぱんに	時々	まれに	ない
26	死別の悲しみのコントロールはなんとかできていると思う	いつも	ひんぱんに	時々	まれに	ない
27	「生きる意味」が気になる	いつも	ひんぱんに	時々	まれに	ない
28	「生活のはり（充実感）」がない	いつも	ひんぱんに	時々	まれに	ない
29	（病院死・施設死・在宅死）看取りを終えやり切った感がある	いつも	ひんぱんに	時々	まれに	ない
30	（病院死・施設死・在宅死）看取り期の諸々のことを思い出す	いつも	ひんぱんに	時々	まれに	ない

資料1　悲嘆尺度　MGM（Miyabayashi Grief Measurement）

〈出典〉宮林幸江：悲嘆反応に関する基礎的研究, お茶の水医学雑誌, 51（3・4）, p.59, 2003.

2.　燃え尽き

　　看護師のグリーフケアは通常、ターミナル期から始まります。そして気遣いは、患者のみならず家族にも及びます。両者の関心や思いはいつも同じとは限りませんから、間に入る看護師のストレスは、かなり強いものになります。

　　このストレスは、誠心誠意ケアに当たる人に強く現れます。特にグリーフケアを学び、知識が深い看護師のリスクが、より高いとされています。患者が以前に経験した死別、それにどう対応したかの聴きとりなど、相手方の内面を深く理解しようと努力するあまりに、自らのリフレッシュを怠りがちになるからです。

　　そして無力感に陥ったり、自らの健康管理に目が向かなくなるのです。その看護師は、高い目標を自分自身に課したり、職場では本来期待できない協力を周囲に求めたりすることもあります。やがて、メンタル面での燃え尽きとなります。

　　燃え尽きは、職場でのサポートが少なく、上司の要求水準が高い時にも起こりがちであり、ホスピスや緩和病棟でも発生頻度が高いことが知られています[10]。直接的な業務内容に原因があるわけではなく、職場の環境や職務上の役割が要因になるとされています。

3.　共感疲労

　　燃え尽きの一亜型とされています。

　　ホスピス・緩和ケア病棟勤務の看護師、ICU のように生命の危機に曝されている人のケアに当たっている看護師に多く見られる傾向があります。疲労感、情緒的な消耗が特徴で、ケアにのめりこみすぎ、自己ケアを怠った時に発生します。

　　ストレスの蓄積と関連するために、「共感ストレス」と表現されることもあります。看護師でも、性格的に人に優しく、人の苦しみに強い共感を示すタイプが共感疲労になりやすいのです。

　　物忘れが激しい、しょっちゅう物品をなくす、そそっかしい、疲れ果てる、頭痛・胃痛を訴える。これらが臨床症状です。また極端に怒りっぽくなることも知られています。私生活でも希望感を失うこともあり、うつ病になることすらあります。

　　定期的な運動をし、食事をきちんととる、休養をとることなどに加えて、日記をつける、瞑想を行うなどの内省を行う、必要に応じて個人的なカウンセリングを受ける。これらが、共感疲労の対策になります。特に大切なことは、個人的な時間と職業的な時間を厳密に区別する習慣を身につけておくことです。また「ここまではできる」「ここから先はできない」という、職業上の線引きを普段からはっきりさせておく必要があります。

4.　感情労働としてのグリーフケア

　　自分の感情をひたすら押し殺し、相手に合わせた態度と言葉で対応する仕事は

「感情労働」と呼ばれます。看護師の仕事のある部分は、その中に含まれるでしょう。

　ある時期より、学校では節度や限度を知らないわがままな父母の存在が「モンスターペアレント」として取り上げられています。同様に、病院の外来や入院の現場で「モンスターペーシェント」の存在が問題となっています。グリーフケアを行う時には、以下の4つの対策を視野に入れておく必要があります。

> 対策①：グリーフケアはクレーム対策ではない。グリーフケアの趣旨をあらかじめ理解していただくこと。
> 対策②：死別直後に本格的なグリーフケアを行わないこと。葬儀など宗教行事が一段落した時期に行う。宗教・儀式には人類の「知」が流れている。死後の総反応が出そろうのは1年前後。
> 対策③：自発的な希望者のみにグリーフケアの対象を限定すること。
> 対策④：口頭や書面でジェノグラム（家族構成図）を把握し、誰が参加者なのかを確認すること。死因・家族構成・プライマリーナースの印象などの情報を事前に得ておく。その後必要ならファミリィ・アイデンティティ（FI）を書き加えていく。

　対策②で、死別直後のグリーフケアを避ける理由は、半年〜1年後の反応が出そろう時と比べてケアの効果が薄いからです。何を解決するべきか当人の気持ちの整理がついていない時期に当たります。グリーフケアを望む人は会話中に何かの話題に激高することはあり得ても、最初から興奮して現れることはないのでクレーマーとの見分けはつきます。最大の特徴は故人のエピソード中心に話題は始まり、自分の心情についての語りは、その後に続くと解釈してよいでしょう。

　この4対策は、グリーフケアを円滑に進めるためにも重要です。

5.　看護記録への配慮

　ホスピス・緩和ケアを対象に、プライマリーナースと遺族のリスク評価を試みた調査があります。その結果、リスク評価の因子として、遺族の健康状態に関連する項目が挙げられています[11]。

　具体的には、遺族の健康不良、孤立した家族や周囲のサポートの欠如、患者の死に対する心の準備状態の欠落、強い不安などです。このような条件を備えた家族は、むしろありふれた存在ではないでしょうか。現在の社会・生活環境が、いや応なしに人々に上記のことを強いているからです。

　これらの項目を、意識的に看護記録に記入することにより、資料として役立つ可能性があります。例えば、イギリス・ロンドンの聖クリストファーホスピスで

は、看護師はまず家系図を、より詳しく書きとるように訓練されているそうです。その中には、家族の構成メンバー、家族のふれあいなど、社会心理的な患者の状態を評価する目的が込められています[12]。

　これらを記録し残しておくことは大事で、別のグリーフケアを行う際の資料の蓄積としてとても参考になるでしょう。

❺ グリーフケアにかかわる人々の役割と現状

1. 医師の役割

　悲嘆の場合、そもそも病気か否かということで古来長く疑問を繰り返してきました。1990年代には複雑性悲嘆（CG）という、いつまでも悲嘆が軽減されず長期化する人が1割弱の人に発見されました。

　医師の役割としては、遺族に起こる通常の反応である正常について、まずは理解を示してほしいと思います。遺族とは、いつか自然回復へ向かうものの、情緒的な揺さぶり（うつ、失望、不安）、行動上の変化（イライラ、易疲労）、身体的な変化（食欲喪失、睡眠障害、疲労感）や認知上の変化などを伴い、最低の日常生活レベルで過ごしているのです。これらを理解の上で支持的な言葉をかけることは重要です。

　悲嘆の診断については、このところ活発化し、精神医学会のDSM-5（2013）にて「持続性の複雑死別障害（PCBD）」を障害とみなしていくこと、また世界保健機関WHOはICD-11（2019）の中で「遷延性悲嘆（PGD）」を障害とみなす診断基準を出しました。2つには、症状の診断となる持続期間の相違等の問題など細部の齟齬は残りますが、複雑性悲嘆への治療のニーズへとつながりますので医師の役割は重要となります。

2. 親戚・知人の役割

　グリーフケアは、本来は家族や地域社会が行うべき行為です。大家族制度の時代には、死後の通過儀礼の中で親戚や知人の果たす役割は、とても大きかったと言えます。葬儀は僧侶が執り行いますが、実質的な運営は、故人に縁のある周囲の人たちが行います。遺族を気遣い、雑用から遺族を守り、遺族が悲しみを営む時間を用意していたのです。現在でも地方では、依然として隣近所とのお付き合い、一族の交流は濃密であると指摘されています[13]。

　大都市やその近郊では、この図式はもはや成り立ちません。また過疎に悩む地方では、葬儀は都会から慌ただしく帰省する子孫により手短に営まれることが多くなってきています。地域に住みついている成人はほとんどいないので、現世での別れを丁寧に告げ合う手続きも大幅に省略されているのです。この事態は、人間の「生きる」という問いを考える機会とグリーフケアの視点から見て好ましい

とは言えません。

①死別者にとってのよき相談役とは

　悲嘆を正常な心理反応と理解する教育が普及していない現状では、一般人が死別者に示す無頓着さは、ある意味で救いかもしれません。

　表面的な親切さ・慰めを、死別者は敏感に見分けます。友人や親戚がなすべきことは、通過儀礼の手助けと、その後はある程度の距離を保ちながら、遺族をそっとしておくことです。具体的な目標が明示されていない限り「頑張れ」とか「元気を出せ」などと励ましてはいけません。しかし、「頑張ってね」は、立場を共有する死別者同士の集まりではよく使われる言葉の一つです。時と場合がマッチする時には、この言葉は本来の意味を取り戻すのです。

3. 悲嘆経験者の役割：善意の第三者

　悲嘆を経験した人には、亡き人に代わり他人の役に立とう、力を貸そうと考える心境が生まれてきます[14]。例えば、筆者とワークショップに参加した多くの人たちが、グリーフケア関連のボランティアや病院の案内者などとして頑張っています。また「悲嘆回復ワークショップ」を開催する時には、快くお手伝いをしていただいています。それぞれのセルフヘルプグループに留まり、手芸・折り紙・はがき絵などの趣味のサークルを維持して、死別者を見守っている人々もいます。

　こうした人たちこそ、「善意の第三者」と呼ぶに値するでしょう。グリーフケアを行う時には、善意だけでは十分ではありません。悲嘆の知識があること、自己顕示欲・私利意識の放棄（グリーフケアはボランティア活動であり無報酬が現状です）も必要条件として挙げられます。この2つの条件を、多くの悲嘆経験者は持ち合わせているのです。日本グリーフケア協会の研修修了者は全国で活躍を始めています[15]。

①悲嘆経験者の行動が果たす役割は大きい

　悲嘆経験者の持つ利他性は、些細なことでも死別者には伝わるものです。利害関係がない見ず知らずの人々から寄せられる気遣いや気配りは、死別者にとっては大変ありがたく感じられます。

　この意味で、悲嘆経験者は、他の死別者の悲嘆の緩和に大きな役割を果たすことが期待できます。しかし、死別者が偶然そのような人に巡り合う機会は、あまりありません。今後は悲嘆を味わい、サポートを受け、立ち直った悲嘆経験者はグリーフケアサポーターとして大きな社会資源になるでしょう。例えば、自殺防止活動に取り組んでいる自殺者遺族の活動は、目ざましいものがあります。

4. 臨床心理士の役割と課題

①臨床心理士によるグリーフカウンセリング

　日本では個人のカウンセリングはあまり普及していませんでした。社会的に成熟したニーズがないことに原因があると思われます。これはある意味では、困ったことでもあります。大切な対象を失った時の心境や反応は、地域・民族によって差があるわけではないのです。

　例えば、臓器移植法改正の問題では、移植を促進する立場の人の意見には容易に賛意が寄せられました。しかし、慎重論を唱える人たちの意見には、ドナー側の遺族の悲嘆の心情にも配慮するべきとの修正論が込められていたことに、ほとんどの国民は関心を持ってはいないでしょう。

　このように心の問題に無関心な日本の現状は、お寒い限りです。

5. グリーフケア・カウンセラーの役割

①グリーフケア・カウンセラーが持つべき条件

　専門的なグリーフケアのカウンセラーとなれば、対人援助サービスとして、職業的な専門性と自律性が求められます。ですから、報酬についてもきちんとした定めが必要となるでしょう。独自の倫理性のみならず、適性、感性に加え経験に裏打ちされたプロフェッショナルなスキルを身につけていることが要求されます。

　以前出されたアメリカの報告では、正常悲嘆にはプロの専門家のカウンセリングは不要との意見が出ました。そればかりでなく、時としては弊害があるとの声も出ました[16]。シルバーマンは1960年代から死生学の研究者でしたが、2007年の論文では「ニューヨークで行ったウィドウ・ツー・ウィドウ運動の方向性は間違ってはいなかった」とし、「自分たちの感覚を理解できる人たちと話し合いたい、人がどのように自分と折り合いをつけたか知りたいと望むのが、おおよその死別者に共通する思いであり、共通の経験を持つ人たちだけが、自分はやりぬけるという再保証感を提供してくれる」と述べています[17]。

②日本人のカウンセリング相手の選択

　日本では、一般に医師を最初の相談相手として選択します。悲嘆につきものの身体症状、特に不眠症に対処する投薬を受けることができますし、何よりも、具体的な愁訴があれば健康保険を用いることができるからです。

　カウンセリングの目的が、悲嘆の特別な苦しみを癒やし、病的な結果を招かないようにすることであれば、カウンセリングは不要との意見もあります[18]。しかし、正常悲嘆と複雑性悲嘆の判別はつけづらいのもまた事実です。

　この判別は、経験を積んだグリーフケア・カウンセラーの役割になるでしょう。悲嘆には、他人の力を借りる必要がある場合があるという知識の普及が優先することは間違いありません。

6.　医療ソーシャルワーカー（MSW）の役割

　　MSW は、各種の福祉制度に詳しく、看護師との連携にも慣れています。MSW は、制度上認定された職種であるばかりでなく、日常の業務を通じて実践的な訓練を積んでいます。人間関係図やジェノグラム（家族構成図）のほかにエコマップ（ソーシャルサポートに有効）を用意できる大きな強みがあります。

　　例えば、高齢者の配偶者喪失の事例では、心身反応が強い時には食事もとらないで、家にこもりきりの状態になる事例が見られます。この場合、MSW がケアマネジャーとの連絡を保つことにより、一時的なヘルパーの派遣が可能になるかもしれません。急性期の悲嘆の対応に非常に貢献できるのです。

　　看護師との連携による情緒的・情報的な援助のほかに、道具的な援助の手を差し伸べることもできるのです。

7.　宗教家の役割

①宗教の本質とスピリチュアルケア

　　仏教の本質は、自らの内面に向き合い、理想の境地を求め、すべての人たちの幸福を増進するために努力することであり、この立場を離れた仏教はあり得ないという解釈があります[19]。

　　また、仏教僧侶は故人を送り、生者を慰める葬式に徹するべきとの提案[20]からも理解できるように、現在の日本の仏教寺院の立場は、人々の期待からかなりかけ離れているようです。

　　代表的な一神教であるキリスト教の場合、絶対神を信じ、帰依することが重要であり、最終的には魂の救済を信じます。この神の導きを具現化した欧米の病院では、神に召される信徒の魂を生前から見守り、神の御下に届けるのが義務です。また死別者は、絶対神に敬虔に祈ることにより、自己救済が保障されるのです。

　　このような背景からキッペスは、日本のホスピスには信仰上の要件（スピリチュアルケア）が欠けており、ホスピスとは言えないと厳しく論じています[21]。

②積極的にグリーフケアにかかわれない事情

　　かつては、臨終の場に残るのは家族・親族のほか、僧・修験者や巫女などであったそうですが、現在、医療の現場に僧侶が現れることはまず少ないと言ってよいでしょう。いまだに「縁起でもない」と忌避されかねないからです。日本人には仏教について、さまざまな色濃い民俗的刷り込みがあります。

　　しかし、死者供養の文化を持つ日本では宗教者は本来、グリーフケアに最適な立場にあると言えます。現代人は、身近な存在の死を経験した時に、初めて宗教的な感覚や発想に思いが至ります。その時に、複雑な教義や解釈を死別者にやさしく解説する役割を持つ者が必要です。スピリチュアルケアの実践と理論構築に熱心に取り組んでいる仏教僧の著書は一服の清涼剤の感があります[22]。

8. 葬儀社の役割

①葬儀社の可能性

　葬儀社は、現代社会では不可欠なサービス代行業となっています。遺体の処理にかかわる複雑な諸手続き、斎場の確保、僧侶の紹介などは、遺族の手には負えません。葬儀業者の中には先進的な試みを行っている会社もあります。大阪の公益社では、すでにグリーフサポート「ひだまりの会」を創設して運営に当たっています[23]。

　葬儀社の営業担当者は、死別による最初の衝撃を受けている時期の遺族と接しています。ですから、医療者と共通する感情を抱いている人がかなり多いのです。系統的な知識と経験を積み、感動を提供することが事業の中核であると考え、グリーフケアを担うことにより顧客満足度が高まり、社会貢献度も上がることを多くの葬儀社は認識しています。継続的に節度あるサービスを提供できるなら、グリーフケアの担い手として強力な社会資源になるでしょう。

②医療者が葬儀社にかかわる時

　さまざまな人が病院で死を迎える時代であり、医療者が葬儀社とかかわることもあるでしょう。そのためにも、遺族の希望を取り入れてくれる評判のよい業者をリストとして用意しておくことが望まれます。

　できれば、グリーフケアに知識を持つ業者がよいでしょう。臨床哲学者であるアティッグは葬儀業者から悲嘆について学んだと述べています[24]。アメリカのユダヤ教徒向けの葬儀社や、オーストラリアの葬儀社は、グリーフケアを受け持つことで知られています。

　日本でも、上述した「ひだまりの会」を運営している葬儀社は、死別後の遺族が気になる医療者にとっても提携できるパートナーになるでしょう。アメリカのように医療保険制度でグリーフケアの費用の支払いをするやり方は、日本では実現しないと思うからです。

引用・参考文献

1）新村拓：日本文化の中の老いと死　老いと死の臨床, 心の科学, 9（3）, p.25–30, 2001.

2）村井幸三：お坊さんが困る仏教の話, 新潮社, p.90, 2007.

3）坂口幸弘：遺族の自助グループへの参加意思に関する研究, 日本保健医療行動学会年報, vol. 15, p.220–234, 2000.

4）Bonanno GA：Trauma and human resilience：Have we underestimated the human capacity to thrive after extremely aversive events ?, American Psychologist, 59（1）, p.20–28, 2004.

5）日本グリーフケア協会：日本グリーフケア協会報, 1（1）, 2009.

6）パークス, 桑原治雄・三野善央訳：改訂死別, メディカ出版, 2002.

7）坂口幸弘・恒藤暁・柏木哲夫他：わが国のホスピス・緩和ケア病棟における遺族ケアの提供体制の現状, 心身医学, 44（9）, p.698-703, 2004.

8）野口祐二：共依存の社会学, 依存と虐待, 日本評論社, p.31-42, 1999.

9）吉岡隆：共依存, 中央法規出版 p.7-11, 2000.

10）Wogrin C：Profesional Issues and Thanatology, Handbook of Thanatology Routledge. p.371-386, chapter37, 2007.

11）坂口幸弘・池永昌之・田村恵子・恒藤暁：遺族のリスク評価法の開発—死別後の不適応を予測する因子の探索, 死の臨床, 28（1）, 2005.

12）CRUSE Training Programme, session8 Families, p.71, 2010.

13）前掲 2）, p.172.

14）小此木啓吾：対象喪失, 中公新書, p.150-152, 1979.

15）http://www.grief-care.org

16）Larson, DG., Hoyt, WT：The Brighit Side of Grief Counseling：Deconstructing the New Pessimism, Before And After The Death, Hospice Foundation of America, Ed Kenneth Doka, p.157-174, 2007.

17）Silverman PR：Helping Built on Personal Experience：Doka KJ Living with Grief, Hospice Foundation of America, p.175-192, 2007.

18）Raphael, B, W Middleton, N Martinek, V Misso：Counseling and therapy of the bereaved；Handbook of Bereavement, Cambridge University Press, p.428-429, 1993.

19）渡辺照宏：日本の仏教, 岩波新書, p.207, 2006.

20）新村拓：死と病と看護の社会史, 法政大学出版局, p.27, 1989.

21）ウァルデマール・キッペス：スピリチュアルケア, p.370-397, 1999.

22）大下大圓：癒し癒されるスピリチュアルケア, 医学書院, p.117-216, 2006.

23）坂口幸弘・広江輝夫・出渕豊他：「ひだまりの会」の活動と評価, ひだまり, p.66-71, 2007.

24）アティッグ, 林大訳：死別の悲しみに向き合う, 大月書店, 1998.

1-4　悲嘆研究の歴史的背景

❶ 悲嘆研究の歴史的背景

　　悲嘆の研究目的・課題には、時代につれてかなりの変遷が見られます（**表1**）。
　　大きくまとめますと、第1期は、精神疾患の病因論として検討された時期、全
体の反応をまとめ上げた時期。第2期は、変化していく医療制度に対応して幅広
く応用を試みた時期。第3期は、個人的な立ち直りへの支援のために臨床心理士
や死生学者が取り組みだした時期。以上の3つに分類できるでしょう。

1.　第1期：病因論として検討された時期

　フロイト…故人との絆を切る

　　悲嘆の研究は、初期には特定の精神疾患の病因として検討が加えられました。
　　フロイトが代表的な研究者です。人の死に伴う対象喪失がもたらす一連の状態
について、個人的な経験を内省的な土台として考察し、精神分析モデルによる記
録を残しています[1]。
　　彼はうつ病と悲嘆の関連に着目し「メランコリーと喪の仕事」について発表し
ています。悲嘆にくれる相手を救うことが、自分自身の心の整理にもなり、救い
になることに気づいたのです。この作業は、同じような不幸や悲しみを抱く身の
上の人物に、自分と同じ苦悩を見いだし、相手を助けることによって自身の苦悩
を解決していく心理過程で、「投影同一視」と呼ばれています。
　　フロイトはまた「転移」と呼ばれる作業も行っています。これは、気の許せる
親しい友人に、自分の思いを詳細に打ち明け、悩みを解決する心理過程を指しま
す。フロイトの精神分析モデルは、現在では全面的支持を受けているわけではあ
りませんが、悲嘆の心象描写と解決法の示唆は、今日でも受け入れられています。

表1　悲嘆研究モデル

□ フロイト（精神科学）：精神分析論による悲嘆の分析…精神分析論
□ リンデマン（精神科学）：急性期悲嘆、予期悲嘆の概念導入…精神分析論
□ ボウルビー（精神科学）：悲嘆の発生メカニズム、愛着理論の考察…愛着理論
□ キューブラーロス（精神科学）：悲嘆の段階説…精神分析論
□ シルバーマン（社会福祉学）：未亡人同士のセルフケアグループの存在意義を発見
□ パークス（精神科学）：心理社会的推移概念提唱。ホスピス活動への実践導入。悲嘆の位
　　　　　　　　　　　　相説…愛着理論
□ ストロェーブ（心理学）：悲嘆の2重過程。悲嘆の段階説を否定…2重過程モデル
□ ニーメヤー（心理学）：意味構成主義に基づく理論構築。悲嘆の段階説を否定…ナラティ
　　　　　　　　　　　　ブによる意味構成論

　現在の悲嘆解釈と大きく異なるのは、「故人との絆を大きなエネルギーを使って切り離す必要性」を強調したことです。現在は、その反対に「故人との絆を大切に保持すること」が基本的な考え方です[2]。

リンデマン…悲嘆時に共通する臨床症状

　一般的な悲嘆の心理的・身体反応についての説明は、リンデマンの報告が基礎になっています。リンデマンは第 2 次世界大戦や大災害が生み出した大量の悲嘆者の治療を経験しました。

　リンデマンは、精神医学的に早期に介入する効果に触れ、予期悲嘆の存在に言及しました。また、死別直後から悲嘆は起こり、共通する臨床症状があることに着目しています[3]。現在の急性期悲嘆の定義の大部分はリンデマンの記述に基本が置かれています。

ボウルビー…愛着関係の考察

　ボウルビーは、第 2 次世界大戦後に大量に発生した戦災孤児の発育環境と母子関係の相関を研究していました。そして、1960 年代から 1970 年代にかけて、人間の愛着関係は母親と子の間の交流に始まること、この愛着関係は脊椎動物に共通した本能に基づくことなどを報告しました[4]。

　母親と離された乳幼児は、最初に強い分離不安を示し、母親を追い求めます。そして意のままにならない時には、強い怒りの感情と抗議の思いをあらわにした悲嘆行動をとります。やがて諦めて、母親の代理の世話を受け入れていきます。

　この現象が、成長後の人間が示す悲嘆にも当てはまると彼は想定したのです。

2. 第 2 期：社会活動と悲嘆

パークス…多くの研究実績を通じて悲嘆概念の体系化と臨床への応用

　パークスは、成人の悲嘆について独自に研究を行いました。家庭を訪れた悲嘆家族のグループと、悲嘆が誘因となり精神病院に入院している人々を実際に面接して調査しました[5]。

　乳幼児を中心に研究を進めていたボウルビーと、成人の死別を中心に愛着対象の喪失を研究していたパークスの見解には、多くの共通理解が含まれていました。そこで 2 人はその後、研究をともに進めることになりました。パークスも愛着理論の信奉者で、ボウルビーの弟子に当たりますが、ボウルビーの段階説を位相説に変更しました。

　またパークスは、悲嘆は個人の心身の負荷をもたらすだけではなく、個人の社会的関係性の変化を必ず伴うことを見いだしました。悲嘆の反応には、生前と死後の人間関係の変化（心理社会的推移）が大きく関与することも見抜きました。

　実践活動として、ホスピス活動への研究成果の導入、死別者の援助活動（CRUSE）の活動普及に貢献しました。

シルバーマン…悲嘆ケアの社会実践

　シルバーマンは、未亡人同士のセルフケアグループの存在意義を強調しました。

　悲嘆者は、同じ経験を持つ人たち同士で気を許し合い、心置きなく語り合うこと。交流を経験した人たちは、その後は自らがよきケア提供者になること。これらの事実は、彼女が実践活動を通じて発見しています。

　悲嘆者は語りたがらないのではなく、語る相手に出会う機会に恵まれないことを紹介し、未亡人同士の活動の礎をつくりました。分かち合い活動の原点を確立したのです。

3. 第3期：心理学者の台頭

ウォーデン…グリーフカウンセリングの体系化

　ウォーデンは悲嘆の4課題説を提唱し、悲嘆カウンセリングの目標を設定しました。

　①喪失の事実を受け入れる。②苦痛を乗り越える。③死者のいない環境に適応する。④死者を情緒的に再配置し、生活を続ける。④の課題の解決が現在のケアの到達目標であり、死者を心理的に無理に切り離さず、絆を保ち続けることが解決につながるとみなすのです。

マーガレット・ストロェーブとシュット…悲嘆の構造の解明

　マーガレット・ストロェーブとシュットは、悲嘆心理の概念枠組みの土台を解明しました。悲嘆の心理には、喪失に対して生活の再建を志向する認知的な志向性と、喪失を悲しみ嘆き、故人を追い求め苦しむ感情的な志向性との2つの志向性が存在することを見いだしました。この2つの異なる感情と理性の挟間で人々の心は揺らぐという、悲嘆の「2重過程モデル」を提唱しました[6]。

　「2重過程モデル」における悲嘆の心情には、つかみどころのない振動性（Oscillation）があるために、彼らは悲嘆の段階説を完全に否定しました。現在の悲嘆心理解釈の理論的な主流になっています。

ニーメヤー…悲嘆の回復とはどのようなことか

　ニーメヤーは臨床心理家の代表的存在であり、悲嘆からの立ち直りとは新しい自己の確立をめざすことにあると主張しています。したがって、彼の提唱するカウンセリングによる援助もまた自立を促すプログラム構成になっています。

　心理学者のグループは、悲嘆の医学モデル、特に初期に精神医学者たちが開発した理論体系には批判的です。実際にカウンセリングを行っているうちに精神医学者が唱えた理論に矛盾点を見いだしたからです。

❷ 代表的な悲嘆の経過説

　悲嘆には個別的な部分と共通するパターンが含まれています。パターンの経過

を強調したのが段階説、位相説です。そして、悲嘆の心理の構造を解明したのが
2重過程モデルです。それぞれを図示して解説します。

1. 段階説（図7）

悲嘆は段階的に進行し、1段クリアすると、次の段階に進むと考える説です。

4段階説、5段階説、9段階説、12段階説などがありますが、5段階説では、①
ショック期→②喪失の認識期→③引きこもり期→④癒やし期→⑤再生期といった
ステップがあります。

悲嘆の枠組みを理解するのには便利な説明です。しかし、実際の段階は行きつ
戻りつしますから、悲嘆の援助に応用すると、相手の示す思わぬ反応にとまどい
を感ずることになります。

2. 位相説（図8）

段階説の欠点を補うために考え出されました。悲嘆の内容は変遷し、時には重
複するとする説です。感情鈍麻の位相・思慕の位相・混乱と絶望の位相・再構成
の位相など、各位相間にはそれぞれ重なり合う部分があり、はっきりとは分離で
きないという考え方です。

パークスの自説でしたが、彼はこだわりを持っていないようで、後年は次に述
べる2重過程モデルを「まともな考え方」と自書にも紹介し、肯定しています。

3. 2重過程モデル（図9）

悲嘆がプロセスを刻みながら一定の方向へ進むとは考えず、2つの心理的な壁

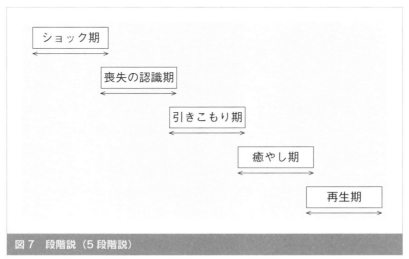

図7　段階説（5段階説）

〈出典〉Sanders CM：Surviving Grief and Learning to live again, John Wiley & Sons, p.40-119,
1992.（図解：宮林）

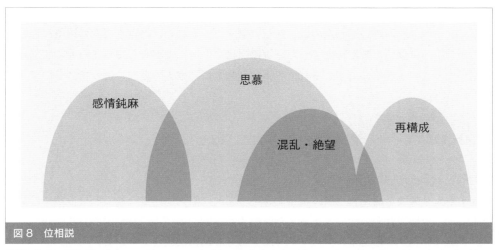

図8 位相説

〈出典〉Parkes CM：The first year of bereavement：A longitudinal study of the reaction of London widows to death of husbands. Psychiatry, 33, p.444-467, 1970.（図解：宮林）

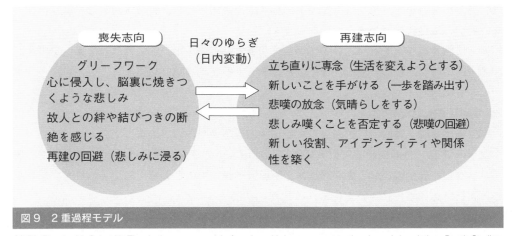

図9 2重過程モデル

〈出典〉Stroebe M, Schut H：The dual process model of coping with bereavement：rationale and description. Death Studies, Vol.23, p197-224, 1999.（図解訳：宮林）

　の間にはさまれて一方にぶつかっては反対側に跳ね返される、つかみどころのない心の揺れ動き（波動）と解釈します。

　悲嘆喪失の「感情」（喪失に伴う感情の表出・喪失の意味の把握に努める心情）と現実対処の「理性」（生活の再建をめざす心情）とに支配され、両者の間で主観が揺れ動くと考える説です。

　日本人の悲嘆として紹介する「心的反応」と「現実対処」との間の揺れ動きも、この2重過程モデルと一致しています。

　悲嘆の経過にはある種の反復進行パターンがあると想定すると、わかりやすいのです。実際の悲嘆は一定のモデルに従うわけではないので、ある人には説明が

うまくできても、他の人には理論による説明がマッチしないことがあり得ます。

　　段階説が廃れたのは、悲嘆は順序よくきれいに経過して次の段階に進むものではないことが理由でした。実際には、いったん改善してもまた元の状態に戻ることがあるのです。それでも正常悲嘆では、改善の方向に進んでいくのです。

✏ COLUMN　　悲嘆発生のメカニズム

1 ● 精神分析モデルによる説明

　愛する人を失った時、死別者の精神的エネルギーは故人に向けられており、急には切り離すことはできません。フロイトは人が保有する精神的エネルギーには限界があるので、喪失対象（死者）からエネルギーを切り離す必要があると説きました。

　死別者が死者に向けて怒りや憎しみなどの感情も抱いている時には、この切り離しは困難を伴います。喪失を否定し、愛着を深め、死者に心を奪われるようにすらなります。この状態から抜け出すためには、記憶との相克に悩みながらも、失った対象はもはや存在しないという境地に到達する必要があります。

　非常に困難な作業であり、この作業自体が多大なエネルギーを必要とします。フロイトが個人的に行った喪の作業は、彼だからこそできる壮絶な戦いでした。

2 ● 愛着理論による説明

　ボウルビーは、悲嘆の成因を彼の愛着理論の概念枠組みに求めました。

　グリーフワークの枠組みは研究の進展に伴い、その後かなりの修正が加えられています。しかし、発生因としての愛着理論、愛着行動論には少しの修正も加えられていませんし、新概念も提唱されていません。

　愛着は人間固有の本能に基づきますが、何らかの代替が用意されますと、人間の関心は新しい対象に向けられ、発達過程では異常が発生しないという事実にボウルビーは気がつきました。悲嘆について彼は精神分析モデルを否定し、本来の人間の持つ本能とのバランス感覚に着目して理論を体系化しました。

　補足しますと、人間には環境条件に反応する機能が備わっていますが、許容環境条件が一定の限界を超えるとストレス状態に置かれます。愛着対象の喪失は、ストレスが最も激しい状態に当たり、情緒的苦悩を生み出します。絆を取り戻そうとする努力が払われますが、やがてその努力は衰微していきます。しかし消滅はせず、かなりの時間が経過しても絆の回復を願う努力は試みられ、悲嘆の苦しみという形で表現されるのです。

3 ● ストレスモデルによる説明

　愛着理論の一部にもストレスの関与は取り入れられていますが、ストレスモデルは、死

別を人生最大のストレスと解釈し、個人の対処能力を超えるような一つの出来事と捉えています。

　ホームズとラーエは、ライフイベントの研究でストレス消費エネルギーを数値化しています。配偶者の死が 100 点満点中の 100 点と最上位に位置づけており、死別の圧倒的な衝撃は、さまざまなストレス反応を引き起こすとしています。

　ストレス理論は複雑（病的）悲嘆の発生論の基礎と位置づけられ、悲嘆の危機介入モデルの論拠となりました。その後、複雑な悲嘆の概念整理のための長い論争の間にストレスモデルはホロビッツらの PTSD 類似説に発展しました。

　2006 年の討議でストレスが主因となる論は退けられ、プリガーソンらの愛着障害論が主流となりました。現在の複雑な悲嘆の概念は、プリガーソンらの提唱した理論に根拠を求めています。

引用・参考文献

1）フロイト，井村恒郎・小此木啓吾他訳：悲哀とメランコリー，フロイト著作集 第 6 巻，p.137-149，人文書院，1970.

2）Worden JW：Before And After The Death, p.3-5, 2006, Hospice Foundation of America, edt, K. Doka.

3）Lindeman E：Symptomatology and Management of Acute Grief, American, Journal of Psychiatry, Vol. 101, p.141-148, 1944.

4）ボウルビー，黒田実郎・吉田恒子・横浜恵三子訳：母子関係の理論，岩崎学術出版社，1980.

5）パークス，桑原治雄・三野善央訳：改訂死別，メディカ出版，2002.

6）Strobe M, Schut H：The dual process model of coping with bereavement：rationale and desoription. Death Studies, Vol. 23, p.197-224, 1999.

第2章

日本人の悲嘆

2-1　日本人の4つの悲嘆

　本章では、日本人の悲嘆の4つの因子①思慕、②疎外感、③うつ的不調、④適応対処の努力、の出現期や継続期間について述べます。また、自己や他者に向けられる怒りについても記述します。

　特に怒りは、死別者から口述ではよく聞かれるものの、文章化されにくい事柄です。また特殊な悲嘆、複雑性悲嘆、予期悲嘆、公にできない悲嘆などについても、実践に当たって大事な知識ですので紹介します。

❶ 思慕

1.　思慕とは

　思慕とは、4因子の中でも年月の経過で最も長く、喪失対象にもはや再会することができないことを納得はしながらも、ふとした時に故人を思い出してしまう反応、無意識にある日、ある時の故人を考えています（思考侵入　イラスト1）。

　冷静に内省すると、この反応はある程度自分で操作できることがあると気がつきます。思慕という形で時、場をかまわずして繰り返し思い出すことは、確かに苦痛です。しかし一方では、それを望む自分が存在することに気づくのです。

　仏壇や墓碑に向かって静かに手を合わせる姿は、故人の居場所を探し求め、保全しようとする願望と、自らの意識内に留めておきたい願望とが重なり合っています。悲嘆・思慕の原風景と言えるでしょう。この対処法は海外の文献にも記録され、日本人の悲嘆は物静かに見えて、一見すると欧米人には受容の段階に入っていると誤解されるのではと紹介されています。

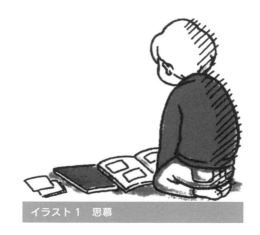

イラスト1　思慕

　また、ともに暮らしている時にはさほど意識もしなかったのでしょうが、2人で一緒に行ってきた作業を独りでする時、喜怒哀楽を分かち合うことはもうできないのだと感じてしまいます。一緒に食事をできない、語らいができないなど、パートナーシップの喪失をあらためて感じることになります。

　このような現象は、移行期（死別後6カ月程度）の最中から始まり、故人なしの生活を乗りきることがさほど苦にならなくなるまで続きます。もしかすると、記憶として生涯風化することなく続くとも考えられます。しかし、とことん悲しみと向き合うこの時期は、悲嘆をクリアするために一度はくぐり抜ける必要があるのです。

　遺族のワークショップの場で収載された「思慕」には次のような記述が含まれていました[1]。

　　思慕を表す記述例
- ■話し相手や相談相手はもういない。独り語りの繰り返し
- ■死別時の詳細ないきさつについての記憶の保存
- ■故人がたまらなく恋しい。時には自分の知らない故人の側面をも探し求める
- ■故人がいそうな場所を考える
- ■遺影、仏壇、墓碑に向かい話しかける
- ■故人の服、持ち物、好物（食べ物、番組、音楽）を見ると、ふと思い出す
- ■突然に強く思い出す、フラッシュバック（過去の出来事の再体験・再現）
- ■そばにいるかのような感覚、残影の確認
- ■パートナーシップの喪失（外食したり、語り合ったりする連れ合いがいない）
- ■頼み事、頼まれ事ができない
- ■以前の2人に戻ることができない

---

2. ちらつき現象と探索行動

　大概の死別者が述懐するのは、故人のそこはかとない存在感や気配を感じたり、ふと思い出し、故人に話しかけたりする現象が中心になります。この現象は「ちらつき現象」と呼ばれます[2]。故人がそばに居るかのような感覚にとらえられ、時にはまわりを見渡し、面影の確認を行ってしまうほどです。

　また、故人の死別時のありさまを克明に記憶しているだけではなく、時には自分の知らない故人の側面までを追い求めることがあります。

　配偶者喪失の場合、このような故人の思い出は、2 人の出会い以降に限定されているはずです。しかし時には、知り合う以前の故人の生い立ちや、学校での様子、職場での言動までを詳細に尋ねまわることすらあるのです。

　遺族のこのような行動を、パークスは「探索行動」と表現し、「死去した人を追い求めようとし、望まないのに侵入する感情であり自分には苦痛でしかない考えに心を奪われること」と説明しています[3]。もちろん、この行動が悲嘆の軽減に直接つながるわけではありません。ちらつき現象と比較すると、探索行動は悲嘆の程度の強さを示すものと解釈されがちですが、正常悲嘆の範囲と解釈してよいのです。

　探索行動は、自らの故人への内的表象の確立を求めて、死別後の早い時期から、故人ゆかりの地・ゆかりの人を訪問する探索・思い出巡りを行っていると理解しておけばよいと思います。そしてそのような遺族には“協力体制で臨むこと”の重要さを心に留めておいてほしいと思います。

　遺族らは協力者の言葉の中に、故人や今後の人生への道標を求めます。それと同時に故人の残した人の輪という遺産に感謝し、絆を再確認でき、過去と今後の生きる道筋との調和をはかれるからです。実は訪ねられた側も生きてきた道程のひと時を振り返ることができ、ほのぼのとした感情を味わえるのです。

3. 探索行動の事例

　A 氏は 40 代後半の税理士。大きな事務所で働いていましたが、上司の B 氏の勧めもあり、思いきって独立開業しました。開業してからも数年間は元事務所の勉強会に参加していました。会の世話人を務めていた元上司の B 氏とは馬が合い、出席を楽しみにしていた様子でした。

　数年後、B 氏は A 氏の夫人の来訪を受けました。B 氏と A 氏の妻は初対面でしたので、A 夫人の挨拶を受けるまでは誰なのか、何のことかと思いました。用件は、A 氏が 1 年前に急死し、亡くなる数年前から B 氏の話を楽しげに語っていたことを思い出し来訪したとのことでした。B 氏は A 夫人に、「記憶の範囲内でよいから A 氏の思い出を教えてください」と頼まれました。

　B 氏は、勉強会の時の A 氏の発言、懇親会の折の A 氏の武勇伝などを記憶する限り伝えました。A 夫人は涙ぐみながら、「これで記憶の回路がすっかりつながりました」とお礼を述べ、帰っていきました。具体的な故人の思い出を探索して行動にまで及んだ思慕の一例です。

　筆者が開催したワークショップ参加者の聴きとりでは、具体的な探索行動はあまり見られませんでした。日本人の思慕は、具体的な行動を伴う探索行動はあまり現れず、故人を懐かしみ、心の中で思い浮かべながら生活を送っていくことが多いのです。

　思慕は故人の思い出のよすがである写真や衣類などをあらためて見入る、家族

同士でしのび合いたいと遺族が思うことでもあるのです。このような現象は、故人の思い出を重視する最近の死生学の影響を受けた海外でも再評価されています。そして、「内的表象」や「内在化（去っていった人を心の中に再構築する）」という表現が使われています[3]。

4. 思考侵入（フラッシュバック）

　思慕関連の悲嘆心情の一つに、思考侵入（以下、フラッシュバック）が挙げられます。

　これは、死別時に恐ろしい光景に遭遇してしまった人の心に焼きつき、本人が望まないのにしつこく脳裏に忍び込み、こびりつくように鮮明に記憶されてしまうことを指します[4]。

　この強迫的な思いについて、筆者は、自動車に同乗していて事故に遭遇した死別者が隣席に座っていた夫の損傷した顔貌について語るのを聞いたことがあります。このほかにも、死因ががんであろうと交通事故であろうと、急激な大出血を伴う死別を目の当たりに経験した人が共通して語る現象と言えます。

　大出血による死のありさまが、ショッキングな光景そのままの形でフラッシュバックとなり、死別後に遺族を襲うのです。

　相川は、彼自身を襲ったフラッシュバックについて、「何かのきっかけで悲しみや不安、怒りや恨み、あるいは忘れかけていた死別にまつわる情景が、突然湧き上がって襲ってくる」と表現しています[5]。ただし、フラッシュバックそのものについては、否定的な意味には受け止めていません。フラッシュバックがなくなってほしいと思う一方で、心が浄化された気分を味わいたいために、いつまでもなくならないでほしいという気持ちもどこかにあると述べているのです。このアンビバレンツな心情は、まさに悲嘆の思慕の特徴の表れであると言えるでしょう。フラッシュバックは、頻繁に出現する時を除いては病的とはみなされません。また、連日のように襲われない限りは、後述する複雑な悲嘆にも該当しません。

5. 思慕の記憶を頼りに行う再構成

　筆者が主催するグリーフケア・ワークショップで死別者の意見を聞いてみると、侵入的な強い思慕に悩まされている人はさほど多くはありません。

　ワークショップという感情表出の場が確保されていたせいなのかもしれませんが、思慕の思いにふけるのは好ましくないと考える人もごく少数でした。ある人は、「むしろ記憶を風化させないために分かち合いの会に参加しながら思い出している」と語り、別の人は、「記憶を反すうしながら故人への思いを整理している」と語り、「1日に1回以上は遺影に語りかけ、食事をともにする」と述べた人もいました。

　死別者は、思慕・追慕の記憶を頼りに故人の思い出を自らの内面に収めて、生

活を再編成しようと志しています。

6.　思慕の男女差

　　死別者の分かち合いの場などでは、思慕のテーマは共通話題として語りやすいのでしょう。さまざまな話題が語られます。しかし、女性の死別者は、性にまつわる話題はほとんど語りません。

　　高村光太郎の『智恵子抄』には、死別した妻について、肉体的な細かい特徴、例えば肌のホクロの描写などがあります。最晩年の詩には「この歳になってはだいぶ楽になりましたが」と、妻に寄せる性的な希求にさらりと触れています。男性の死別者にとって配偶者の存在は、母性の包容力にまつわる意味合いが含まれており、男性同士ではふと話題に上ってきますし、率直で共感的な反応を呼びます。

　　このような感覚は、再婚をしない限りかなり長引くものです。再婚を悲嘆の解決の一助にしたいと考える人は男性に多い傾向があります。この場合でも、日本では実際には再婚率はさほど高くはなく、10％未満にすぎません。故人のすべてを補ってくれる新しい対象者は探しづらいものです。

　　立ち直りの手段として再婚を考えるのは、はかない望みであり、立ち直ってこそ再婚は可能になると言えるでしょう。

❷ 疎外感

1.　疎外感とは

　　疎外感とは、死別によって自分のまわりにいる人々の態度が変わったように感じる感情を指します。死別者は、好奇の目にさらされていると思い込みがちです。また、無視されている、見捨てられたとも感じます。次のような記述例がその心情を表しています[6]。

　　　疎外感を表す記述例
- 自分の立場や身分を失ったように感じる
- まわりから置いてきぼりを食ったような気になる
- これまで親しかった仲間といても、溶け込めない
- この不幸で、自分だけが他の人と違ってしまったと感じる
- 死別以後、自分だけが他の人と折り合いが悪いと思う
- 心情を理解してもらえそうにない人との交流をできれば避けたい
- 故人の関連した行事に参加する時に、周囲に怪訝な目で見られる気がする

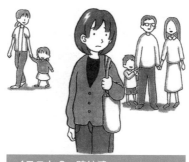

イラスト2 疎外感

　このような感情は、死別からおよそ3年くらいまでの期間に死別者のほとんどが抱きますが、配偶者の喪失後に再婚した場合は、この感情からは免れ得ると考えられます。

　うつ病の場合は、自分自身を虚しく感じるのに対し、悲嘆ではこのように外界の人が変わったように感じるという特徴があります。独りで外食をしている時には、人の見る目が変化したような気がしますし、独りで買い物をする時にも同じような視線の集中を感じるのです（**イラスト2**）。

　疎外感の特性の一つに、親の喪失ではほとんどの場合、意識に上らない事実が挙げられます。親の喪失でよく語られるのは、「今の私を見せてあげたかった」とか「親が生きていたらほめてくれるだろう」という言葉です。

2. 疎外感の事例

　妻を失ったC氏は、料理教室に参加するように勧められました。C氏は料理経験がないわけではなく学生時代には自炊をしていました。しかし、参加して驚いたのは、調理器具がほとんど使ったことのないものばかりということでした。料理教室は年配者だけでなく若い男性も参加していました。彼らは周囲と調和して、手際よく楽しそうに調理を進めていきます。そして興味深そうにC氏の手元を見つめるのです。

　落ち込みがちでうまくコミュニケーションもできず、調理器具にとまどうC氏は次週の参加をキャンセルしようと考えました。この年になって何と不甲斐ないと恥じ入ったのです。

　料理教室の助手は若い女性でした。C氏をしばらく眺めていて気づいた彼女は、次回には調理器具に器具の名札をつけてくれました。それ以来、手際よく進み、C氏は今ではブイヤベースの名手と呼ばれています。

　アメリカでは、緩和医療の担当者が配慮を込めた行事を行い、寡婦・やもめの生活から疎外感を取り去る工夫を試みています。

　例えば、年齢の比較的若い死別者に日帰りの小旅行を呼びかけています[7]。こ

の小旅行は、男女の集合場所と交通手段をそれぞれ別に設定し、両グループは目的地で初めて合流します。呼びかけを受けた参加者は、外出するきっかけづくりができます。その次に気晴らしの機会と新しい友人と知り合う機会が得られます。同じ立場の人たちと知り合い、交流ができるのです。

死別後の人々は地域社会に気後れを感じ、なかなか踏み切れない心境にありますし、異性と外出する機会を人目にはさらしたくないと思っているのです。陽気で屈託のないように見えるアメリカ人でも、この心象は共通しているようです。

3.　死別者への偏見・烙印

「男やもめに蛆がわき、女やもめに花が咲く」ということわざがあります。

配偶者を失った男性は誰も世話をやいてくれないのでむさ苦しくなり、夫を亡くした女性は夫の世話をしていた分だけ手がすき、身ぎれいになって世の男たちからもてはやされるという意味です。十分に若さを保ち続けている未亡人を自分の夫に近づけないように世の人妻たちは気を使います。ある女性は、会合に出席した際に自己紹介を行いましたが、隣席の知人は聞こえよがしに大きな声で「この人はやもめ」とわざわざ付け加えました。冷たさが込められた発声とタイミングの選択でした。悲しいですが社会ではこうした事例がままあります。

パークスは、死別体験の反応を強める要因の一つに、このようなスティグマ（偏見・烙印）の存在を挙げています。現代のイギリス社会においてですら、死者を悼んで悲しむ必要性を素直に受け入れることはできておらず、遺族に会わなければならない人々は途方に暮れてしまうと述べています。

またサンダースは、遺族は「自分は他の人とは違う」と感じ、また「こんなふうに感じているのは自分だけ」と思い込むと述べています。アメリカ社会では「夫婦2人で1組」を常識と見る傾向が強いため、このことが疎外感を募らせていると考えたのです。

死別者の悩む疎外感と、死別者は特別な人と見る社会の烙印づけとは、実は表裏一体になっています。

❸ うつ的不調

1.　死別による"反応性のうつ的症状"

葬儀などの社会行事が終わり、一連の法的手続きも済ませ、身辺の後片付けなどが一旦区切りがついたころ（死別後半年から1年）から、心に「ずしり」と死別の重みを感じ、死別に対する反応性のうつ的症状が顕著に現れてきます。

そして、気分障害にも陥りがちとなります。悲嘆ではごく普通に見られる反応です。この時期に人は、ある種のおびえにも似た不安感に襲われます。自分の状態は正常なのか、本当は病気ではないのか、この先どうなるのかと。できれば誰

か死別を経験している人に話を聞いてみたいという思いが、心に芽生えてきます。

「なぜ私の大事な家族が死ななければならなかったのか」という自問に、当然ながら答えは返ってきません。やがて、不毛の自問自答に疲れてきます。かといって、大事な人がいない生活に意義を見いだせず、何事にも無関心、無気力になり、笑顔を忘れ、何を生きる目的にするかさえわからなくなるのです。

また、世間が虚しく見えるようになり、何をするにも面倒でおっくうな上に、不安・孤独感・寂寥感に圧倒されます。自尊心の低下をはじめ、落ち込み・無感動・意欲の低下、なかなか考えがまとまらず混乱する、などの反応を呈します。遺族が実際に訴えるうつ的不調の言葉は、以下のようになります[7]。

　うつ的不調を表す記述例
■無関心・無気力／虚無感／笑顔の消失／目標の喪失
■食事・外出・人に会う・仕事・買い物などが面倒でおっくうと感じる
■感情のコントロールが不安定
■感受性が高まる／悲しみに耐えられない／落ち込む（特に朝の落ち込みが強い）
■意欲・活力の低下（**イラスト3**）／感動の低下、無気力
■混乱／なかなかキッパリと判断できない
■孤独感・寂寥感／人恋しいが、人を探す気力・能力はない
■漠然とした不安
■自尊心の低下

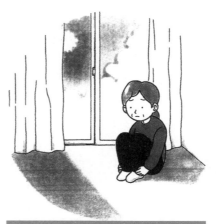

イラスト3　意欲・活力の低下

2. 自殺とうつ病の因果関係

　死別によるうつ的不調や疎外感は、思慕とは異なり、ポジティブな要素をくみとりにくい厄介な反応です。特に年間約 3 万人にも上る自殺者が出る日本では、悲嘆と自殺の因果関係は、個別的に事例を突き詰めて調査していく必要があります。

　非常にデリケートな問題であるため、看護師をはじめグリーフケアにかかわる人は注意深く見守る必要があるでしょう。

　悲嘆は、うつ病の病因と密接な関連があり、また、うつ病の症状と簡単には見分けがつかないことがあります。遺族がうつ病であると推定される場合はもちろん、正常とされているうつ的反応においても、自殺の危険性を考えておかなければなりません。日本で行われた調査では、死別者の 3〜4 割もの人がうつ的反応を示し、さらにそのうちの約 4 割は、何らかの形で医療機関を受診しているという結果が出ています[8]。

　またある報告では、精神腫瘍科に遺族外来、家族外来を設けて対処している取り組みが紹介されています。死別後 1 年目でも 15〜30％程度のうつ病の有病率があると指摘されています[9]。

　筆者のグリーフケア・サポートの経験では、特に死別対象者が子どもの場合や、死因が自殺の場合、医療機関を受診したという人は 8 割以上に上ると推測できました。現に抗うつ剤を服用されている人もいました。

　自殺とうつ病との関連については、社会的タブーと受け止められがちなことや、さらに最近のプライバシーの尊重を重んずる風潮ともあいまって、正確な因果関係を調査するには困難を伴います。また、うつ病患者の専門医受診率が低いため、把握しづらいのも理由に挙げられるでしょう。しかし、おおよその推計では、自殺背景の約半数にうつ病等の関与があるとの報告があります[10]。

　筆者は、国内で発生する多重自殺が少なくないことに驚いたことがあります。某市の自殺予防対策にかかわっていましたが、自死遺族の家族もこの現象に気がついており、非常に気にされています。真の悲しみを知り尽くした遺族に起こる悲劇への対策の充実が望まれます。

　また、学童の「いじめ」による自殺が社会的な関心を呼んでおり、原因としてのいじめには関心が払われていますが、自殺の直接的な引き金になっているうつ病についてはほとんど調査が行われていないことを指摘した意見もあります[11]。

　妻を失った後に自殺した評論家の江藤淳は、妻の喪失に加え、死別経験後に脳梗塞を患っています。このことから判断して、この両者があいまってうつ症状となり、自殺につながった可能性が強いと思われます[12]。江藤氏の場合には子もなく、ソーシャルサポートが乏しい状態であったことを考え合わせると、自殺はある程度、予測可能であったとも言われました。

　このような事例を勘案しますと、医療者は、悲嘆とうつ病のかかわりに対して

はより注意深くあるべきではないかと考えます。

3. うつ症状の確認時のポイント

　グリーフケアを行っている時、専門医以外の医療者が行うべき試みは、うつ病かどうかを選別する作業でしょう。したがって、グリーフケアにかかわる医療関係者、特に看護師は、質の高いスクリーナー（選別者の立場）であることが要請されるのです。うつ症状をフォローするときの留意点を引用して紹介します[13]。

①睡眠不足

　睡眠不足は最も大事なキーワードです。不眠でない人がうつ病に罹患している確率は数％前後であるのに対し、不眠の人がうつ病に罹患している確率は数十％と言われます。したがって、悲嘆の最中に不眠を訴えている人は、まずうつ病かどうかを確認する必要があります。不眠についての質問は、身体的な事項に含まれるため、比較的聴きやすく、問われた人も素直に答えやすいので、最初の質問とするべきでしょう。

②食欲の変化

　身体面の愁訴と考えられている食欲の変化について聴きとります。「おいしいものをおいしいと感じますか？」「おいしいものを食べたいと思いますか？」などです。

　この2つの質問には、はっきりとした意味の差があり、前者は食欲そのものについての問いであり、後者は摂食意欲について尋ねているのです。

③抑うつの気分

　抑うつの気分を聴きとります。「寝つけないでいる時や、夜中に目が覚めた時、死別により起こったこと、昼間起こったことについて、くよくよ考えたりしませんか？」などと尋ねるのが適切でしょう。

　その上で質問者は「私でもこのような場合なら」と付け加えます。例えば「よく眠れなかった翌日というのは、私だって何かをやろうとする気力や、何かに対する関心というのは落ちがちですが、どうですか？」などと問うのです。すると、質問される側の気持ちに、「一般化」や「共感的」といったニュアンスが伝わり、より関係性が深まります。

　開かれた質問（open-ended question）の巧みな利用例です。

④自責感や希死念慮の有無

　①〜③の質問すべてに「はい」と返事があれば、うつ病と考えてよいとされています。うつ病の重症度、治療の緊急度を確認するために、自責感や希死念慮の

有無を聴きとる必要があります。

　「夜中に眠れなくてくよくよ考えていると、つい自分を責めるようなことを考えたりしませんか？」「眠れなかった翌日、仕事が（家事が）はかばかしく進まないときに、自分はだめだと思ったりしませんか？」と聴くことにより自責感を聴きとることができます。この質問に対して「はい」と答えが返ってくる時、専門医は「こんな自分は世の中にいないほうがよいと思うことはありませんか？」などと希死念慮をも確認していくそうです。

　通常、悲嘆には積極的に手を差し伸べる呼びかけ（out-reach）は行われていません。しかし、うつ状態にある人には、条件によっては周囲が積極的に踏み込んでサポートの手を差し出すほうがよいのです。

❹ 適応対処の努力

1.　自分自身を奮い立たせようとする努力

　4 番目の悲嘆因子である「適応対処の努力」とは、何とか現実への対処をしようと、自分自身を奮い立たせようとする認知的かつ行動を伴う反応です。このような解決志向性は、日常の生活に対応して生きていく上で必要な反応です。

　死別後の心境の記述においても、自分自身を奮い立たせようとする意思や、周囲への配慮などが必ず表現されます。具体的な記述は、以下のようなものです[14]。

> 適応対処の努力を表す記述例
> ■今のままではだめだ。死者の分も頑張らなければ……
> ■悲しみのコントロールは何とかできるようになった
> ■死別の悲しみに区切りがついてきたように思う
> ■とにかく生きていかなければ……
> ■やり残しの仕事を引き継ぐ。今後私にできることは何だろうか
> ■新しい生活に向かって歩いていこう
> ■生ある自分に安堵する。朝起きて「ああ、生きている」と思う

2.　「～しなければならない症候群」

　ほとんどの死別者は、悲しみの中にあっても、差し迫った日常の問題にはきちんと対応し、家族のために家事・炊事や、勤務先で与えられた業務をこなします。しかしそこには、達成感も喜びも感動も感じるゆとりはありません。

　「もっと～しなければ」と自分に言い聞かせ、無理に頑張りすぎることが多いため、長続きしなかったり、思うようにいかない自分自身が情けなくなったりしま

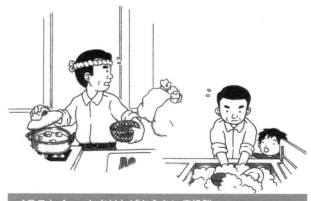

イラスト 4　〜しなければならない症候群

す（イラスト 4）。また、時には苛立ち、時には寝込むなど、やりすぎと放棄を繰り返すのです。そして通常は、どこで諦めるかの焦点の絞り方加減を身につけていきます。

　この心情の特徴としては、まず死別経験後、比較的日の浅い時期から持ち合わせていることが挙げられます。そして、死別以前の生活の質や、引き継ぐべき目標をそのまま保とうと懸命に努力するのですが、それはなかなか達成できません。仮に達成できたとしても、その生活を長期にわたり実行していくのは難しいでしょう。なぜなら、生活全般にわたる努力と緊張で張り詰めているからです。それでも焦りの制御はなかなか難しく、イライラとした焦燥感だけが募ることもあります。

　このような心情は「〜しなければならない症候群」と呼ぶことができ、死別者にとって重荷となります。しかしこの重荷は死別者にとって、現実の社会へ適応するための励みにもなり得るのです。

3. 故人を自分の心の中で生かす対処行動

　遺族の中には、故人の墓碑や仏壇を用意することを拒否する人もいます。このような人は、故人を自分の心の中で生かし、同一化して生きようと考えることも多いのです。

　例えば、作家の城山三郎は、通夜も告別式もしない、お墓は決めても墓参りはしない、などの形で、現実の妻の死を拒み続けました。「妻は仏壇の中にも墓の中にもいない。自分の心の中にだけ存在し続けている」と考えていたように思える、と城山氏の次女は述べています[15]。

　また、故人の遺骨をセラミックス製のプレートやペンダントに加工し、「手元供養」「グリーフワーク」と謳って商品化された事例を取り上げた井上は、核家族になじみやすい死者祭祀のあり方とし、これらを通して、生前と同様に死者と対話

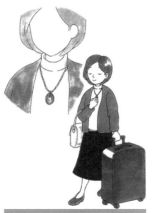

イラスト5　内的表象としてのペンダント

しながら生きることが生きがいになると述べています[16]。これも内的表象の考え方の一例でしょう（**イラスト5**）。

　このような行動は、もはや心の拠りどころとして画一化された墓や仏壇を求めることもなく、また救いとしての宗教にもさほど期待を抱いていない現代人の、これまでにない対処行動とも言えるのではないでしょうか。

4. 適応対処の努力を阻害するストレス

　死別者は、故人の不在性のために生じる強いストレスにさらされます。

　このストレスを表現する言葉として、「親戚が怖い」「身内がうっとうしい」「周囲の無神経な態度に怒りを感じる」「誰も自分の悲しみを理解していない」「いつもは近所に見かけない車がしょっちゅう止まっている」「いたずら電話が増えた」といった声があります。

　具体的な例を挙げます。故人の家族と遺族の生前の関係性が悪い時には、故人の親戚は遺族にとって最悪の存在になることがあります。「葬儀のやり方が気に食わない」「葬儀での席順が間違っている」「保険金や退職金の一部を遺産として欲しい」などの声はありふれたことです。中には故人の親から「うちの息子（娘）はお前のせいで死んだ」などと言われ、深刻に悩む配偶者は少なくないものです。

　これらの言葉からもわかるとおり、多くの人は死別後の社会的推移に柔軟に対応できずにいるのです。そしてこのストレスは、個人の生活に密着して発生するため、一番こたえます。これが適応対処の努力を阻害する要因にもなるのです。

　また、悲嘆がもたらすストレスには2つの側面があり、死別者が抱く適応対処の努力自体もストレッサーの一つとなります。時には、あえて再建指向の作業を放念し、死者への思い出にどっぷりと浸ることも、悲嘆から解放される方法となるのです。

　この作業から完全に解放されることは難しい場合でも、可能なストレス解消法があります。それは、本人の視点を切り替え、視野の枠を少し広げ、認知の切り替えを図る方法です。つまり、気の置けない悩みを持つ人々同士の集まりに加わり、屈託のない時間を過ごすことです。具体例としては、先に紹介した、ミネアポリスの病院で行っている死別者だけの小旅行の企画が挙げられます。

　筆者は、2001年から悲嘆回復ワークショップを開催し、「あなたは独りではない」というメッセージを発してきました。このような企画に参加して同じ立場同士の人々の集まりに参加された方は、"同じ環境に置かれた人たち"とお互いに気づきます。

　そこでは本音で語り合えますし、新しい仲間づくりが可能になるのです。活動を開始した動機は、あくまでも個人的な課題の解決であって、大それた目的があったわけではありません。現在では、こうしたセルフケアグループ、ワークショップ方式の仲間づくりの集いが、社会をも変容させる力になり得ることが判明してきています[17]。

❺ 死別者の怒り・罪責感

1. 公開の場でなされない自責の念の吐露

　犯罪に巻き込まれた被害者の遺族・公害問題の被害者・医療過誤や薬害問題で家族から犠牲者が出た事例などでは、遺族が加害者や過誤の責任者・医療者に激しい怒りを示すシーンが頻繁に見られます。愛する家族を思わぬ出来事で喪失した怒りは、普遍的であり、また激しくもあります。

　怒りは、一般的には外向きに放散されますが（外向きの怒り）、罪責感は内向きの怒りと考えるのが妥当でしょう。同一の人間がこのような感情を同時に抱いていたとしても、何ら不自然ではありません。怒りを受け止める側からすると、外部の世界に対し抗議する怒りと、自虐とも受けとられかねない自責・罪責感には、傍から見ると大きな温度差があります。

2. 自責の念：母と妹の手記

　自責の念の記述例として、24歳で早世された人が残した文集の終章に「祈り」と題した著者の母と妹の手による印象的な記載があります[18]。

　母親の記述は「多感な17歳の息子に投げかけた不用意な私のひとこと。それが彼の胸に突き刺さり、さらにその後の対応のまずさから、大事を引き起こした（中略）。なぜ一人で旅立ってしまったのか？　どうして救うことができなかったのか？　ぽっかりと穴の空いた心を抱え、自責の日が続きました」とあります。

　妹の記述は「あなたの母は、追想と後悔と自責の問いと、あなたの書き残した非常に多くの文章と涙の中に埋没し、溺死しそうでした」「兄よ、あなたは戦友で

す……」と兄の自らに向ける厳しさについて、エールを送る形です。さりげなく同類の自責を感じとっている妹の姿に、私たちは気づかされます。

3. 医療者に向けられた遺族の怒りをどうくみとるか

　近年、死別経験者による故人をしのぶ文集などが発刊される機会が増え、死別に伴う怒りについて目にすることも多くなってきました。これらの著作を通じて、遺族の率直な怒りや自責の念を学びとることができます。

　亡き妻をしのぶジャーナリスト・上田の著書には、医療者、特に主治医に対しての激しい怒りが記述されています[19]。潜在進行していた妻の悪性腫瘍に気づかず、対応を怠った医師団に対しての怒りなのですが、そのパワーはすさまじいものがあります。

　容赦なく医療者の実名を挙げて責めており、その怒りは医療体制のあり方そのものまでに波及しています。死別者の怒りの激しさを目の当たりに伝えてくれる著書と言えます。しかし、取り上げられた疾患は専門家によると非常にまれな疾患であり、今後絶対に同じことが起こらないと断言できるものではないとのことであり、一概に責めることは難しい事例のようです。

　上田氏の怒りは、最終的には病院側の全面的な診療情報の開示と、担当医の謝罪で収まります。悲嘆に併発する遺族の怒りが、どのように医療者に向けられるかよく理解できる描写であり、頻発する今後の医療紛争を考える時に踏まえておくべき重要な教訓がくみとれます。

4. 認識の違いからくる医療者への怒り

　悲嘆には、怒りは大なり小なり必ずつきまといます。なぜ自分の身に降りかかったのかという不公平感を、誰もが持ち得るからです。医療の現実についての医療者側と患者側の認識の食い違いに起因していることもあります。

　例えば、がんの原発巣と転移巣について、医師と一般人には認識の食い違いがあります。進行がんでは、転移巣の症状が初発症状となることがあり、原発巣が遅れて診断されることがあります。医師は家族にがんの告知と病巣は転移性のものであることを告げますが、この時点で微小な原発巣はまだ発見されていないこともあり得ます。転移がある以上は、病勢が重篤な状態である旨を重点的に説明しておいてほしいものです。

　家族側は、原発巣が見つからないことが患者の予後を悪くしていると思うことがあります。筆者の知る看護師は、膵がんで父を失った時に同じような思いを抱いていました。お互いの認識が異なり、コミュニケーション不足が重なると、怒りを生む原因にもなります。ですから、事情を納得できるような丁寧な説明が望ましいのです。

5. 拡散する怒りの対象と終息する自責の感情

　遺族に対し、死別後２カ月から13カ月の間に３回のインタビューを行い、怒りと罪責感について質問を試みた報告があります。死別者の怒りの対象は、まず主治医に向けられる傾向が強く、死別１年後には、その対象が医師から周囲の関係者に拡散していく傾向が見られました[20]。

　自責の念については、生存自責（自分だけが生き残ったことに対するやましさ）が、死別後２カ月目の時点で12％の人々に認められ、13カ月目では8％と変化していきました。因果自責（故人の死に対して、自分に責任があると感じる自責）を感じる人々の頻度は4％に始まり、13カ月後には2％と減少していきました。

　この結果から知ることができるのは、特別な事情・事件性のない限り子の喪失を除き１年前後に強い自責の感情は終息沈下する傾向にあるということです。

6. 怒りと許し

　被害者側に立つ人は通常は加害者側に怒りを感じます。怒りが引き起こした思いが、人を許す考え方に変わり、その当事者をも救うことがあります。忠臣蔵の物語は、制度としての仇討ちが武士の倫理基準として要求された時代の話であり、現在の日本人はそのメンタリティを引き継いではいないと思います。

　松本サリン事件の被害者・Ａさんは当然のことながら加害者を憎み、激しい怒りを持ちました。その後、罪を憎み人は許す境地に至りました。服役した加害者と交流を始め、毎年自宅の庭の手入れを通して交流を深めるようになりました。人を憎み続ける人生の代わりに許しの人生を選択したのです[21]。

　柔軟な認知力を備えること、その境地に至るまで手助けをすることは、グリーフケアに欠かすことのできない目標です。

7. ワークショップ参加者の医療者への怒り

　筆者が主催するワークショップの参加者を対象に、ある機会に①「怒り（許せないと怒りを感じたことは？）」、②「自責感（悪かったなと自責感や罪悪感を覚えることは？）」の２項目について、匿名アンケート形式で質問してみました。

　その結果をまとめてみると、実に65％の人が病気の治療中に経験した何らかの事象に怒りを感じ、88％が自責を感じていたのです[20]。

　怒りの対象については、特に気になることが読みとれます。それは、医療者に対する怒りの記載例が非常に多いことです。怒りは医療者に振り向けられやすいという事実があらためて確認できました。

　これは死別者特有の心理的反応であり、さほど気にする必要はないと考えがちです。しかし、看護師をはじめ医療者は、この怒りに真剣に向き合わないと、理不尽なクレームや暴言、ひいては医療紛争につながる可能性があります。

8.　医療に対する過大な期待感と現実とのギャップ

　「病院クレーマー」が増加していることから、病院によっては警察官 OB を職員として雇用し、患者へのクレーム応対に当たらせています。大学病院全体の半数近くがこのような対応策を打ち出し、暴力行為を想定した対策マニュアルを作成している病院も多くあります。

　患者のクレームには、医療サービスの多様化を待ち望む人々が抱く過大なほどの医療への期待感と、現実に提供される医療サービスとのギャップによるものがあります。また、自然の摂理の存在を無視し、治療次第で病気はすべて治療できると安易に考える風潮も要因と考えられます。不況で先行きの見えない世情もまた、人々の不快感をあおり立てている側面も見逃すことはできません。

　医療者の言動や対応が、死別者の心理状況に大きく影響を与えます。そして、怒りは医療者に向けられやすいという事実を、再認識しておく必要があります。

　先のアンケート調査での怒りについての自由記述内容から判断すると、怒りの内容はそれほど深刻な事柄ではなく、多くは「このように対応してほしかった」「もう少し配慮してほしかった」などの医療者のちょっとした"気づかい"についての要望が中心となっています。

　もはやキュアは期待できない時にケアが中心になることを考え合わせると、医療者から患者へ向けてのキュアにも限界があるというしっかりとしたインフォームド・コンセント、それに引き続く心への配慮を含めた万全のケアの重要性にあらためて気づかされます。

⑥ 反応から分けて考える悲嘆現象

1.　心的反応

　日本人の死別反応における心的・身体的・行動面の反応についての記述、聴きとりの結果を総合的にまとめてみますと、心的反応としては、これまで4因子の部分で述べてきた思慕や疎外感、うつ的不調のほかに、怒りや自責感も加えておくべきだと思います。

2.　身体的反応

　死別者には、心的反応と関連して、身体や行動の反応が起こります。身体的反応では、人が強い緊張にさらされた時に示す食欲不振・睡眠障害などの症状が起こります。

①食欲不振

　大切な人の喪失は、食欲を極端に削ぎます。どうしてこのようなことになってしまったのか、死にゆく理由はなんだったのか、何とか防ぐことはできなかった

のか、残された今をどう生きるべきなのか、など「これが正解」という答えにたどりつかないことばかりを考えるようになり、途方に暮れるからです。

　答えを探しあぐねている最中には、食事どころではありません。食べることさえ忘れて考え込むこともあり、何かを口にしても、心理的に不安定なため「味がない、何を食べてもおいしくない」ということもよく起こります。

　独りで食べる孤食の機会が増えるのも、食欲不振の誘因になるでしょう。死別後の半年から1年前後は、このようなことを繰り返すことが多いのです。

②睡眠障害・健康障害の引き起こしやすさ

　夜は独りきりとなり、沈思黙考する時間が多くなります。誰にも邪魔されることなく、故人の思い出に浸ることも可能でしょう。しかし、些細なことが気がかりになり、就眠障害・中途覚醒・早朝覚醒が起こりやすくなります。

　また思案中心の日々では、身体活動は低下し、運動不足状態にも陥りがちです。その結果として、熟睡感が薄れ、睡眠が十分とれない身体状況に陥っていくのです。不規則でバランスを欠く生活は、自律神経の不安定化や免疫力の低下で、時には疾病を招きやすくなります。また持病があれば、悪化につながりやすくなります。

＊

　これらの身体的反応は、何かをきっかけにして容易に落涙してしまう時期とも重なります。死別後半年から1年前後くらいの間で、遺族に身体反応が顕著に現れやすいため、特に要注意期間と言えます。

3. 行動反応

　死別者は、現実を何とかして打開しようと考えて努力をしていることが多く、その結果、休息と活動のバランスのとりにくさが行動に出ます。

　例えば、悲しみに暮れる時間がないくらい活動する（過活動）・黙々と働く・自分自身で予定をたくさん入れる（過加重負荷）などです。しかしその一方で、休息を欲していますし、不安が強くなり引きこもりの形をとる場合もあります。特定の人・酒・薬物などにも依存しがちになります。

　これは、4因子の一つとして述べた適応対処の努力に当たります。

　大事な人を亡くした後に、悲嘆に暮れるばかりでなく、何とか現実に対処して乗り切ろうという意識の下に努力を試みるからこそ起こる反応です。これまでの生活の習慣や規範ががらりと変化するため、そのことにとまどい、自信の喪失が行動に表れるのです。

　悲嘆研究者の中でも、変化した環境に適応しようする時に起こるこのような現象を指して、パークスは「心理社会的移行」と表現しており、シルバーマンをはじめ多くの心理学者は単に「過渡期」と表現しています[22]。

　これまでの生活を忘れることなく新しい生き方を取り入れる視点は、悲嘆の解

決に当たって非常に重要です。今日の死生学者たちの論点は、単に悲しみを忘れ去ることでは悲嘆は解消できないため、過去を現在の自分に取り入れつつ、新しいアイデンティティを築くことをめざしているのです。

引用・参考文献

1）サンダース, 白根美保子訳：死別の悲しみをいやすアドバイスブック, 筑摩書房, p.97, 2003.
2）パークス, 桑原治雄・三野善央訳：改訂死別, メディカ出版, 2002.
3）Klass D, Silverman P, Nickmen S：Continuing Bonds：New Understanding of grief, Washinton, D. C., Taylar & Francis, p.77-94, 1996.
4）前掲3), p.v-vii.
5）相川充：愛する人の死そして癒されるまで, 大和出版, p.133-142, 2004.
6）宮林幸江：日本人の死別悲嘆反応　グループ療法の場を活用した記述の分析, 日本看護科学会誌, 25（3）, p.83-91, 2005.
7）宮林幸江：アメリカとイギリスのグリーフケアと死生学の実際―日本への導入に当たって感じたこと―, 社会福祉研究, p.129-136, 2009.
8）平井孝男・柏木哲夫：喪失と喪失反応, 臨床精神医学, 12（5）, p.715, 1975
9）大西秀樹・西田知未・和田芽衣・和田信・石田真弓：遺族ケアの実践と課題, がんけあナビ, 1（6）, p.48-51, 2008.
10）内閣府自殺対策推進室：「生きやすい社会」の実現を目指して, p.1-11, 2007
11）保坂隆：論点, 産経新聞, 2006.12.29.
12）柏瀬宏隆：江藤さんは「うつ病」だったのか　ある精神科医の所見, 諸君, 32（3）, p.130-137, 2000.
13）尾崎紀夫：職場が留意すべきうつ病対策1次, 2次, 3次予防について, 日本うつ病学会NEWS, Vol.3, p.21-26, 2007.
14）前掲6), p.83-91.
15）城山三郎：そうか、もう君はいないのか, 新潮社, p.138-139, 2008.
16）井上治代：配偶者喪失と核家族の死者祭祀―遺骨との対話が「生きがい」―, いきがいの研究, 第10号, p.65-84, 2004.
17）上田紀之：生きる意味, 岩波新書, p.170-181, 2007.
18）加藤誠史：感性の華　シュルレアリスム・デッサン集, 文芸社, p.176-179, 2001.
19）上田哲：妻よ, お前のがんは告知できない, 講談社, 1998.
20）宮林幸江・安田仁：配偶者の死別反応：自責と怒りについて―アクションリサーチの過程を生かした記述の分析―, 宮城大学看護学部紀要, 9（1）, p.35-41, 2006.
21）読売新聞：全国版第1面, 2007.8.19.
22）Shuchter SR, Zisook S：The course of normal grief. in handbook of bereavement：theory, research, and intervention, Cambridge Univ. p.23-43, 1993.

2-2　複雑性悲嘆について

❶ 複雑性悲嘆（かつての病的悲嘆）

1. 複雑性悲嘆とは

　　複雑性悲嘆とは、正常悲嘆から逸脱した状態で、時には医療が必要となる悲嘆を指します。悲嘆の程度や期間が通常の範囲を超えて、社会的機能が阻害され（職業・家事不適応）、臨床介入が必要となった状態であるとも言えます[1]。多くが正常悲嘆であるのに、明らかに回復の方向には向かわず、悲嘆の症状が出現し最も症状が目立つ時期が変化しないままの症例が 1 割弱ほど見られたのです。

　　アメリカ精神医学会は、悲嘆を精神障害には含めないために"病的悲嘆"という呼称は矛盾しています。そこで、死生学者が苦心の末にまとめ上げたカテゴリーが、複雑性悲嘆です。状態に応じて、これまでは遷延的悲嘆、慢性悲嘆、回避的悲嘆、遅発性悲嘆、誇張的悲嘆、複雑性悲嘆、仮面的悲嘆などさまざま呼称がありましたが、1990 年代中ごろから、複雑性悲嘆という呼称が用いられるようになりました。

　　複雑性悲嘆は、特に 2006 年にオメガ誌（アメリカ死生学関連雑誌）が企画した公開シンポジウム以後は、正式な名称として、死生学者の間に定着しています。

2. 複雑性悲嘆が及ぼす心身への影響

　　複雑性悲嘆の経過は、性格や素因、死因、身体の状況、社会的なサポートの有無などの影響を受けます。強い喪失体験が契機となり、悲哀感が強くなり、思考の混乱を来します。他の精神疾患が続発し、合併することも多くあります。

　　自律神経系や内分泌系の調節が乱れ、身体症状を訴えることも多く、心身症の状態としてとらえられることもあります。また、身体合併症の悪化や、新たな身体疾患を誘発することも少なくありません[2]（図 1）。

　　ただし、正常悲嘆においてもうつ的反応はしばしば認められるため、欧米の先行文献でも正常悲嘆と複雑性悲嘆との線引きについて苦慮している記載が多く見られました。死別後の心的外傷に対しても、専門家の解釈にニュアンスの差があり、その判断には難しい問題が含まれています。

❷ 複雑性悲嘆のとらえ方

1. 複雑性悲嘆の特性

　　パークスは、正常悲嘆につきものの「死別体験者の心を占有する楽しかった出

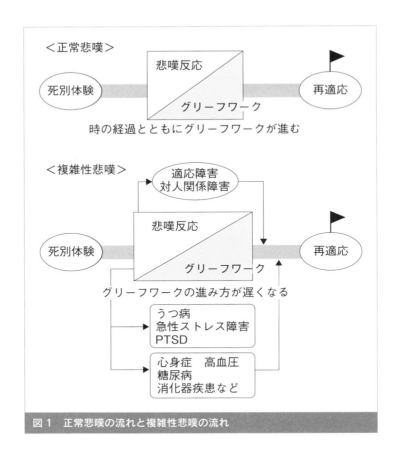

<＜正常悲嘆＞>

悲嘆反応

グリーフワーク

死別体験　　　　　　　　　　再適応

時の経過とともにグリーフワークが進む

＜複雑性悲嘆＞

適応障害
対人関係障害

悲嘆反応

グリーフワーク

死別体験　　　　　　　　　　再適応

グリーフワークの進み方が遅くなる

うつ病
急性ストレス障害
PTSD

心身症　高血圧
糖尿病
消化器疾患など

図 1　正常悲嘆の流れと複雑性悲嘆の流れ

来事を想起する記憶」と、複雑性悲嘆に見られる「望まないのにエイリアンのように脳裏に侵入する記憶」との間には、大きな差があると述べています[3]。

　この記述からもわかるように、複雑性悲嘆の特性は、本人が望まないにもかかわらず脳裏を占拠する思考侵入が、大きな特徴として挙げられます。しかし、またそれだけでなく、故人にまつわる事柄を極端に避けようとする思考回避が挙げられます。ホロビッツらは、心的外傷として特徴づけられている病状を複雑な悲嘆の中核と考えました[4]。しかしプリガーソンらは悲嘆の主要素は強い思慕であり、むしろ愛着障害と呼ぶべきだと考えました。

　現在、複雑な悲嘆の解釈にはプリガーソンらによる尺度を用いた定義が採用されています。以下に、パークスの簡潔な要約を記します[5]。
①持続する強い思慕の念が構成要因として最も重要
②死別後 6 カ月を経ても重い症状が持続していること
③職業面で、あるいは家事を行う上で責任を全うできないほど支障があること
の 3 点です。

　プリガーソンらの複雑な悲嘆の診断基準は、表 1 を参照ください[6]。

表 1　複雑性悲嘆の診断基準	
基準 A	長期にわたり、手の施しようもないほど故人を恋焦がれ、探索する 探し求める：もう逝ってしまった人を探し求めていると感じますか？ 以下の 8 症状のうち 4 カ所該当すること（どうしようもないほどに、日に頻繁に起こり、程度も深く生活を脅かしている）
基準 B	1　死の受容ができない 2　（喪失以来）他の人を信用できない 3　苦痛や怒りが度を越している 4　（今までの自分を）変えることに抵抗がある 5　感情の離脱 6　故人なしでの人生は、空虚で無意味である 7　未来は、荒涼としてわびしい 8　（音などに反応し）ビクビク、イライラしている
基準 C	基準 B の症状に関連して社会的・職業的、その他重要な分野で不適応を来している
基準 D	上記基準 A〜C が少なくとも 6 カ月以上続いている 複雑な悲嘆とは：基準 A〜D が合致しなければならない

〈出典〉Prigerson HG, Maciejeski PK：A Call for sound emprical testing and evaluation of criteria for Complicated grief proposed for DSM-V, Omega, 52（1）, p.9-19, 2005-2006.

2. 複雑性悲嘆の予後

　複雑性悲嘆は、前述のように正常悲嘆に比べ、持続性が高く、症状も重いのです。最近のプリガーソンらの追跡調査では、最終的に 97％の事例では精神障害にまで至ることはなかったと報告されています。またノルウェーで行われた調査でも、専門家たちの適切な対応により複雑性悲嘆に該当する人々の 72％は、精神疾患に進展することを免れたと報告されています[7]。パークスは、付随する課題として、精神障害ではないにせよ周囲が思いやりと理解をもってかばい、必要な時には医療措置もきちんと行うべきだと述べています。

3. 正常悲嘆と複雑性悲嘆の見極め

　正常悲嘆と複雑性悲嘆の見極めは、かなり大枠です。発端は同じ死別であり、症状にも共通点があります。異なる点は、症状が強いことです。正常悲嘆には反応軽減が経過中に見られますが、複雑性悲嘆では一定期間、症状は固着して続くために長引き、社会機能・生活機能に影響が出ます。

❸ 複雑性悲嘆の要因と対処法

　複雑性悲嘆の状態を把握するためには、まず死別者の置かれている環境、境遇との関連性を十分に知ることが重要です。通常は察知できないことが多いのですが、精神疾患の既往歴も関連することがあります。喪失体験やそれに基づく精神症状など、より悲嘆と関連性の強い要因を中心に対処していきます。

　ただし、身体症状のように苦痛の大きいもの、生命にかかわるものについては、

その治療が優先します。したがって、時には喪失体験のような根源的な要因には直接触れないこともあります。このような場合は、心理内面への急激な介入は避けるべきなのです。危機回避を行いながら時機を待ち、身体症状や不安・抑うつ・不眠など、当面の苦痛の除去を行っていきます。

　複雑性悲嘆のそれぞれの状態の治療や対処法について、上位（より根源的）の要因からまとめてみます。

1. 異常精神状態

　悲嘆を増悪させている精神身体症状には、抑うつ・不眠・不安・恐怖・錯乱などがあります。これらの治療は薬物が主体ですが、併せて支持的精神療法を行います。

2. 続発精神疾患

　悲嘆が通常より長引いて回復しにくい場合や、内因性うつ病（原因が明らかになっていないうつ病）・急性ストレス障害・PTSDなどの精神疾患に移行してしまい、多彩な病状を起こしている場合は、その病状に応じた治療を行います。

3. 合併身体疾患

　高血圧、消化性潰瘍、喘息、糖尿病などを合併しやすくなっています。また、これらの疾患が先行している場合があります。これらの疾病は結果として社会機能の低下を来すため放置できません。関連する専門医への紹介を行い、連携して治療する必要があります。

4. 社会不適応

　死別をきっかけに、家族関係の悪化、地域・学校・職場環境への不適応があり、引きこもりなどの問題行動に至ることがあります。これらの場合は、環境調整を行い、家族・学校・職場などへの再適応の促進を図ります。このような付随する病態の改善は、原因となる上位の病態の影響を強く受けます。したがって、症状を直接治療するだけではなく、常に誘因となっている病態の改善を図ることが求められます。

　悲嘆は、本来は正常な心理反応なのですが、些細なきっかけで異形になり得るのが人間の特性なのかもしれません。強度の依存や絶縁を含む複雑な対人関係や、高度な記憶・認知の機能、精神身体機能や社会システムによる影響なども加わって病的な様式に発展すると思われます。これらをつぶさに聴きとり、きめ細かく対応していく必要があるでしょう。複雑性悲嘆の段階になると専門医の受診を勧めます。

5. 複雑性悲嘆の今後

　2013 年の DSM-Ⅴにおいては持続性複雑死別障害の概念が打ち出されました。従来より複雑性悲嘆の範疇にはありました。また、2019 年、WHO は国際疾病分類 ICD-11 の中に、遷延性悲嘆障害を示しました[8]。現在 2 尺度において若干の相違点がありますが[9]、やがてすり合わせののち診断は大きく前進していくと思います。

❹ 悲嘆者の医療機関受診

　医療機関を受診されている悲嘆者は、かなり多いようです。

　筆者が実際に聞き及んだ範囲内では、不安や落ち込みなどの精神的な問題よりは、身体的な不調を感じとり、治療を受ける人がまだ多いようです。心理的な問題が身体症状に波及してから医療機関を訪れる人が多いのです。

　イギリスなどでは「家庭医」は、悲嘆から派生する身体症状についてしっかりとした教育を受けているようですが、日本ではまだ死別が誘因となり病気になるなどとは考えられていません。それで、身体症状を理由に受診し、回復がはかばかしくない、あるいは医師から身体的に異常はないと告げられてから、専門医を受診する回り道になることが多いのではないでしょうか。

　最近の精神神経科などでは、「心の健康相談」や、より身体的な科のイメージに近い「心療内科」などを掲げ、受診での敷居を低くする試みが一般的になってきています。それでもうつ病の患者の 7 割以上は、医療機関を受診しないとされています。この問題について報告された結果によると、受診しない理由は「いつものことだから」「病院に行っても治るとは思えないから」などでした[10]。悲嘆をきっかけとしたうつ的反応でも、同様の結果となる可能性が高いでしょう。

　さらに悲嘆者が、医療機関を受診しない理由として、ある共通する認識があると思われます。

　それは、悲嘆者の大部分が、自分が抱える不調を個人の内面の問題と捉え、他人の力を借りる問題ではないと感じていることです。うつ病のような状態が起こるのは自分の弱さの表れと思い、恥ずかしいことと考える人が少なくないようです。特に男性の場合は、際立ってこの傾向が強いとされています。

　埼玉医科大学では、この 20 年来「家族外来」「遺族外来」を精神腫瘍科外来に設けてがんの家族に手を差し伸べています。当初はがん患者の家族の力になる試みを目的にしていましたが、遺族にも広げていったとのことです。大西らの報告によると死別後 1 年目の遺族に 15% 程度のうつ病の有病率が見られました。

　精神疾患の専門家が、特別に外来を設け、施設内の受診者からうつ病の有病率を公表したのは、とても意義深いことであり、今後の指針になると思います[11]。

引用・参考文献

1）田子久夫：グリーフケアの実際と展望　Ⅲ　精神医学領域における悲嘆と病的悲嘆, 宮城大学看護学紀要, 10（4）, p.7-8, 2007.

2）Prigerson HG, & Vanderwerker LC：Final remark. Symposium on Complicated Grief, Omega, 52（1）, p.92, 2006.

3）パークス, 桑原治雄・三野善史訳：改訂死別, メディカ出版, 2002.

4）Horowitz, Msrdei., Siegel B, Holen A：Diagnostic Criteria for Complicated Grief Disorder, American Journal of Psychiatry, 157（7）, p.904-910, 1997.

5）Parkes CM：Complicated Grief・The Debate Over a New DSM-V Diagnostic Category. Living with grief, Before and After The Death Hospice Foundation of America, p.139-151, 2002.

6）Prigerson HG, Maciejeski PK：A Call for sound emprical testing and evaluation of criteria for Complicated grief proposed for DSM-V, Omega, 52（1）, p.9-19, 2005-2006.

7）Dyregrov K：Do professionals disempower bereaved people？　Grief and social intervention, Bereavement Care, 24（1）, p.7-10, 2005.

8）World Health Organization：ICD-11 for Mortality and Morbidity Statistics. Version：2019.

9）中島聡美：複雑性悲嘆, 臨床心理学, 21（6）, p.638-642, 2021.

10）山藤菜穂子：受診しない人のうつ症状は軽いのか？　（その 2）―会社員のうつ症状と受診行動―, 日本うつ病学会ニュース, No2, p.27-28, 2006.

11）大西秀樹・西田知未・和田芽衣・和田信・石田真弓：遺族ケアの実践と課題, がんケア, 1（6）, 2007.

2-3　予期による悲しみ

❶ 予期悲嘆と予期不安

1.　予期の悲しみが看護界で注目されてきた理由

予期悲嘆とは、まだ存命中の患者の家族が抱く悲嘆であると解釈されてきました。実際には、悲嘆の対象となる患者はまだ存命中ですから、悲嘆と同一の概念と受け止めてよいのか、どのように解釈して医療者は対応したらよいのか、これまで長い間、議論が続いてきました。

パークスは、予期悲嘆の実態は「分離不安」であると指摘して、死別悲嘆と安易に混同しないように注意を喚起していました[1]。それでもこの分離不安が、終末期の患者の家族に生じる心理であるために、看取りに当たる看護師が関心を寄せるのは当然のことです。

予期悲嘆は正常悲嘆の最初の兆候です。その多くの実態が病院や施設内で観察されるため、看護師は日常の業務を通じてこの現象を経験します。したがって、看護師が「悲嘆の苦しみに予防的に対処できるのはこの時期」と考え重要視するのも、ごく自然の成り行きと言えます。これより以下は予期悲嘆を「予期不安」と呼称します。悲嘆と比較すると意味がやや軽く、人生における悲しみをも指し、広い意味に使用されているからです。

2.　予期不安への対応は死後の悲嘆に影響するかは懐疑的

実際の死別が起こる以前から、家族が味わう特殊な心理状態は確かに存在します。しかし、看護師などが、この心理状態にある家族への特別な対応を行うことで、死別後の悲嘆が軽減されるかというと、これまで賛否両論がありました。

予期不安への対応が及ぼす悲嘆への影響について、「どれほど予期不安によく対応したとしても、それほど意義があるかについては懐疑的だ」という意見があります[2]。また、「予期的な不安が高い反応を示す者は、低い者よりうつ状態になりやすい。この漠然とした不安には、第三者が対応することは難しい」と記述する報告もあります[3]。

予期不安のうつ状態に陥った典型的な事例として、NHKの「お天気おじさん」として親しまれていた倉嶋氏の著書があります[4]。彼は妻を病で失いましたが、妻の存命中から悲嘆の状況に陥り、早々と妻の病状から回復を諦めました。「これから俺、どうするんだろう」と思い、死別後に自殺を試み、入院治療を受けました。

予期不安への対応が悲嘆に影響するかについての議論は、1970〜80年代に激

しく交わされました。予期不安への対応がグリーフワークに好影響を与えるという見解を述べ続けてきたのはランドーです。

　予期悲嘆の紹介は、1944 年に報告されたリンデマンのわずか 40 行の短い記述[5]が端緒になりました。彼が紹介した事実は、実際に死別を経験した遺族の心理ではなく、戦場に派遣された身内の戦死を過剰に懸念し、戦死の公報もないうちにグリーフワークを済ませてしまった女性たちの心理の描写です。本来の悲嘆の心理とは意味が違います。

　ランドーは、この報告で紹介された予期悲嘆という言葉が、その後、誤用されていると述べています。家族が患者の病状に情緒的に早々に見切りをつけて諦めてしまう状況の時、あるいは患者と医療者の情報交流が不十分で、遺族に死別時期の覚悟ができていない時、悲嘆は回復しづらいという事実を具体的に挙げて予期不安の存在を説明しました。

　また、子どもを看取った親たちの希望を捨てない努力と相互の交流が、遺族に心の充足感を残しているということも、具体的な予期悲嘆の効用として挙げています[6]。ただし、ランドーはこれまで使用されてきた「予期悲嘆（Anticipatory Grief）」という呼称から「予期による悲哀（Anticipatory Mourning）」に正式に改めるように提唱しています[7]。筆者もランドーの提唱に賛成します。

3. 予期不安と告知

　予期不安の心の営みがスムーズに成立するためには、詳しい告知が家族に行われているかどうか、そして家族がそれをどのように受け止め、医療者がどれだけ絶望する家族をケアしているかが重要になります。

　アメリカでは 1982 年、大統領諮問委員会の討議の結果を踏まえて、医療機関は包み隠さずインフォームド・コンセントを行う必要に迫られました。これは医療政策上の必要性から行った現実的な改革でした。

　現在では、もはや回復の望めない疾病に対する延命のみをめざす医療は医学的無益と呼ばれ、保険医療費は給付されません。最終告知以後は緩和医療を選択した場合にのみ保険制度から医療費は支給されます。

　アメリカの一般の勤労者は、効率的に医療費のコントロールを行う医療保険会社が運営するマネジドケアに加入しています。この制度下では、終末期の医療に費やす費用が厳しく制限されており、終末期の医療費の支払いを求めるためには、医師は完全な告知を行い、患者もそれを受容していなければなりません。アメリカの緩和医療が普及しているのは、医療費節減の目的が潜んでいるという事情があるのです。

　一方、わが国では、終末期といえども一般病棟で行う医療の経費の打ち切りは行いませんし、法的にも明確な指針はありません。本人と家族の意思表示がはっきりしない時には、治療はそのまま継続されます。

　　一般病棟を選ぶか、緩和ケア病棟・ホスピス、在宅緩和のサービスを選ぶかの選択権は、患者側にあります。医療者は、好んで死期までを克明に確認して告知する必要がないのです。医療者は以心伝心で患者に伝わることを内心期待し、患者も露骨には知りたがらない状況が併存していると言えます。

　　死期に関するインフォームド・コンセントは、日本では社会的に患者を中心軸とし、国の決定ではないので[8]、現場での対応はかなり難しい問題を抱えています。

　　終末期の延命措置の中止を巡って、2006年に医師が殺人容疑で書類送検となった人工呼吸器を外した射水市民病院の事例はその例です。結局2009年12月、延命措置を中止した医師2人が不起訴処分となりましたが、患者側と医療者だけでは、事の正否の判断がつけられないことがあるのです。

　　終末期・死期の定義は、末期がんなど病気の種類によっても違ってきます。患者・家族と医療者が信頼関係を築いた上で十分に話し合うことが大事です。医療者側も医師が単独で決めるのではなく、看護師をはじめ多職種が参加するチームで具体的な議論を深めていくべきでしょう。

4. 予期不安から見た悲嘆の予後の判断の難しさ

　　日本のホスピスの看護師を対象に、遺族の悲嘆についてのリスク評価を試みた結果を見ると、看護師の家族に対するリスク評価と、実際の死別後の遺族の悲嘆の程度は必ずしも一致してはいませんでした。

　　現実には、遺族の悲嘆状態の「善し悪し」を、死別後のいつの時期に判断するのかさえ不明であり、死別前の遺族の状態から、死別後の悲嘆を第三者が判断することは非常に難しいのです。

　　在宅での看取りを行っているある看護師によりますと、ターミナル期の最後の1週間程度は入院を希望する家族が、地方ではとても多いそうです。がんの治療と趣が異なり、高齢者が多い事情があり、臨終期の「駆け込み的な入院」が増加してきたのかもしれません。ここで、きちんとした論理的な、あるいは経験論的な判断基準があれば、日本人の意識改革もなされると思うのです。

　　長野県のある町では高齢者の総医療費を分析したところ、終末期の医療費の占める比率が極めて高いことがわかりました。終末期医療費削減の努力をした結果、町の国民健康保険の財政状態は改善され、後期高齢者の外来医療費の自己負担をワンコイン、つまり500円までに抑えることができたそうです。自治体ぐるみの取り組みが、医療に対する意識改革をもたらした実例です。

❷ 予期不安と看護師のかかわり

1. まだ不明な悲嘆との因果関係

　　予期不安におけるグリーフワークについては、日本人の死生観、特に死が近い

人の家族の心、死の過程の最深層にかかわる問題であり、医療者だけで軽々しく結論を出すことはできません。

しかし、死別を予期して心の準備を促せば、死別後の悲しみが軽減されるのだと早合点し、看取りに当たる看護師に対して、終末期を控えた家族への特別な対応を意識的に行うようにとは勧められません。それよりも、広く悲嘆の知識を持っていただくこと、患者と家族を手厚くサポートすること、特に遺族に対してグリーフケアの体制を準備することが望まれます。

死別期のサポートは、援助者と被援助者の相互に一定の了解があってこそ成り立ちますが、我々の社会では、死別にどう対応するのか、また悲嘆についての共通理解はまだ萌芽期にあります。現時点で、死後の準備を進めるように一律に家族に促すことは難しいでしょう。家族間でも死別についての意思統一がなされていないのが現実です。まず、よりよい告知の充実、終末期医療への理解、医療者の誠実なふるまいなどで、温かい対応が十分なされていくことが先決です。

死別前から家族の予期不安を感じとることができても、本格的な悲嘆との因果関係はまだ立証には不十分です。予期不安から悲嘆に至るまでのケアを一連のモデルとみなし、一本化した対応策をとるのは、現在の医療制度と社会的な慣習の下では、看護師への負担があまりにも重すぎます。

2.　看護師がかかわる現実的な方法

看護師が予期不安のグリーフワークに取り組む時は、その限界を認識しておく必要があります。死別はまだ経験はしていないにせよ、希望、夢、期待感のすべてを患者の死とともに喪失しようとしている家族に対し、患者に対する時と同様に温かく、誠実に接することです。

そして、誠実に情報を提供すること。不幸にして患者が亡くなった時には、その時点から一定の期間は、できる範囲内で持続的に遺族をフォローする姿勢が、気負いのない現実的な方法でしょう。

また、悲嘆の解決には、とりあえず悲嘆の急性期を切り抜けること、その延長線上で新しい人生観や世界観を築いてもらうことが必要です。看護師は、とりあえず危機をカバーすることに力を注ぐことです。その後の信頼できる人のネットワークづくりを応援するべきでしょう。

日本ではグリーフケアはまだ周知されていません。身内の喪失を悲しむ心にはそれほどの差はないのですが、死別後の悲しみに対応する考え方の重要性は、そんなに知れ渡ってはいないからです。筆者がグリーフケアの普及を行っていて気がつくのは、看護師の関心の高さです。看取りに携わる看護師のみなさんに、グリーフケアマインド普及に向けて、ぜひ力を貸していただきたいのです。

引用・参考文献

1）パークス, 桑原治雄・三野善央訳：改訂死別. メディカ出版, p.140, 2002.

2）Fulton R, Gottesman DJ：Anticipatory Grief, A Psychosocial Concept Reconsidered Brit, J. Psychiat., Vol.137, p.45-54, 1980.

3）Levi LH：Anticipatory Grief, Its measurement and proposed reconceptualization, The Hospice Journal, 7（4）, p.1-28, 1992.

4）倉嶋厚：やまない雨はない, 文藝春秋, 2002.

5）Lindeman E：Symptomatology and Management of Acute Grief, American Journal of Psychiatry, Vol.101, p.147-148, 1944.

6）Rando TA：A comprehensive analysis of anticipatory grief, perspectives, process, promise and problems. Loss and anticipatory grief.Lexington Books, p.20, 1986.

7）Rando TA：Anticipatory Mourning, A review and critique of the literature, IL Research Press, p.17-50, 2000.

8）生駒孝彰：インフォームド・コンセントと宗教、日本における死の質の指標に関する基礎的研究, 平成7. 8. 9年度　文部省科学研究成果報告書, p.150, 1998.

2–4　死別前と死別後と「心の危機に向き合う」
〜巡るスピリチュアルペイン〜

❶「生きていくこと」「死んでいくこと」

　　筆者がグリーフケアを実施していると、病死遺族の話には必ずといってよいほど終末期の話題が出てきます。そして遺族となった今の悩みが語られます。

　　遺族の A 氏は、「私の人生とは何だったのでしょう」「私は、これまで何をしてきたのでしょう」「どうしてこんなに"生きる意味"というか、何のために生きるのかが気になるのでしょう」とやつれ気味に、自問するように訴えてきました。

　　彼女のように人間の実存にまで及ぶ問いは、異例なことではありません。むしろ当然の叫びです。

　　人々の終末期にかかわった経験のある看護師なら、上記の訴えを「おや？　これは終末期の患者の問いかけでは？」と思われたことでしょう。終末期に悩んだ果てに亡くなった人々と、それを見送った遺族が突き当たる苦悩の壁には、共通するスピリチュアルペインが存在するようです。この見解は、筆者がグリーフケアにかかわって 10 年の年月を経て、気づいたことです。

1.　いとおしい"当たり前"の家族風景

　　当たり前の家族がいて、会話し、仕事や学校に出かける。または家族を見送る。ありふれた話題を交わし合う。そんな当たり前が、死別で突如消えます。するとこの当たり前の風景が何ともいとおしくなります。

　　これは、終末期の患者と、その後の遺族に共通する特徴的背景でしょう。当たり前が当たり前でなくなった事実について身をもって知るにつれ、喪失が心に染み渡るのです。

2.　問い続ける"存在意味"

　　遺族は、根源的な問いかけである「何のために自分が存在するのか？　そして今後はどうあるべきなのか」という問いの答えを突き詰めれば、何とか対策を打てるのではないかと思い始めます。

　　一日でも早く答えを知りたいとも思うけれど、これは極めて個人的な問いかけです。切実な問題ですが、誰かに相談するわけにもいきません。誰かにヒントをもらったとしても、ほとんどの場合、解決には結びつきません。なぜなら、自分自身で導きだす答えだからです。こうした問いかけと手詰まり感は、終末期の患者にも特徴的なものです。

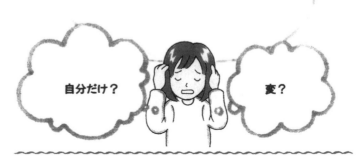

イラスト6　内心の混乱

3. たくさんの "なぜ"

　なぜ、この人が死んだのか？　なぜ、私は生き残っているのか？　それ以前に、なぜ事故にあったのか？　病気になったのか？　自殺に追いやられたのか？と、遺族は考えます。さまざまな「なぜ」は続きます（イラスト6）。

　そうこうしていると、どのような出会いがあったのかもあらためて確認したくなります。ともに歩んだ人生はどうだったのか？　どんな思い出があったのか？と、写真やビデオの映像などさまざまな記録媒体から、自己と患者（または故人）の足跡を確認するのです。

❷ スピリチュアルな問題の循環

　終末期での患者のスピリチュアルな問題は、遺族に引き継がれます。その本質的な課題は循環するかのようです（図2）。

　終末期のスピリチュアルな問題は、さまざまです。生きるとは何か、人生とは何か、死の意味、止めどもない落ち込み、思い残したこと・やり残したこと、その遂行の可能性、孤独感、などが主たるものです。

　時間的な余裕や気力があれば、教訓や次世代に伝えることを具体的に思考できます。自分にとって心が満たされる何かを見極めることもできるでしょう。一方で「生きられるだけ生きよう」と決めた後は、淡々と日々を送ることに徹する生き方もできるでしょう。

　遺族からは、生きる意味の訴えのほかに、孤独と寂寥、虚無感、回顧、疎外感、

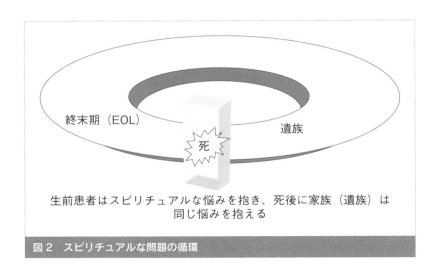

終末期（EOL）　　　　　　遺族

死

生前患者はスピリチュアルな悩みを抱き、死後に家族（遺族）は
同じ悩みを抱える

図2　スピリチュアルな問題の循環

うつに類似した落ち込みなども、スピリチュアルな問題と絡まって訴えられることが多いものです（**表2**）。

　実際のグリーフケアでは、「末っ子が大学に入りました。夫と死別後20年です」「娘が高校を出て家を離れましたので。死別後7年です」というように、死別後7年、そして20年以上経てケアに参加を希望する方がいます。今、再びブームを呼んでいる四国八十八箇所巡りに共通する心情なのでしょうか。人は先送りしていますが、長い人生の間には必ず整理しておくべき課題があります。「死」にまつわる問題は、実は近くにあるので、時に向き合いたいですが、今は生涯をかけた問いなのかもしれません。

❸ 心の危機と援助の基本

1. 寄り添う

　看護師が、終末期に家族の絆の意味合い・存在を話し合った時、中には「ただいるだけで何の力にもなれず申し訳ありません」という家族の声を聴いたことはないでしょうか？　しかし、家族はただいるだけではありません。患者の「困った度」は家族に、コピーのように伝わります。共感は、家族だからこそできるコミュニケーションの基礎であり根幹的なケアなのです。

　終末期の患者は、看護師の直接的な温かさや親密さと一緒に、時に「思いやりのある聴き手」の存在を求めます。

　死別後の遺族も同様です。故人とかかわってきた気心の知れた人と話したい、聴いてもらいたいという、寄り添う存在が欲しくなります。「独りではない。気にかけてくれている人がいる」ことに癒やされ、生きる勇気や活力を取り戻します。

　看護師の寄り添う姿勢の必要性は、患者の終末期と遺族に対して、それぞれに

表2　遺族となって最も変化したこと

【1 生きる意味】（生きる〇がない）	《1》生きる価値の喪失		1	生きていく価値を感じない/生きる価値を探している
	《2》生きる意味の喪失		2	生きていく意味を感じない/意味がわからない/（逆項目）生あることに感謝、故人の分も大事に生きねば
	《3》誰かのために生きたい（互恵的利他がない）		3	自分が必要とされている実感がなくなった
			4	自分のためでなく、他の誰かのために生きたいと思う
			5	「この人のために生きるんだ」ということがなくなった
	《4》心の支え/生きる支えの消失	自分の一部を失う	6	自分の分身・一部を失った/片足までもぎ取られた感じ
		支えを失った	7	大方の「心」の支えが消えた/支えを失い心がさまよっている
			8	生きる支えを失った/支えがなくなった私。風に吹き飛ばされそう
	《5》生き抜く面倒、苦悩、自信のなさ		9	生きていくのが面倒、生き抜く面倒/何とも力がでない
			10	生きることのつらさ苦しさ/生きることはつらいこと
			11	自信がない/生きることの大変さを感じる
	《6》悔しく・切ない運命		12	「なんで…」と運命が悔しく切ない/神様が投げた石がぶつかったとでもいうのか
			13	どうしようもないと感じる/先に逝ったほうが勝ちだね
			14	自分がとても不幸に見える/他の人はいいなぁ
	《7》価値観・死生観の見直し	人生の価値観	15	持ち物へのこだわりが薄れた
			16	物を買う喜びが半減し、何も要らないと感じる
			17	物欲がなくなった/物とは大事なことではない
		死生観を深める（生、死、人生を考える）	18	人生とは、生きるとは、死とは、について身近に考える/死が怖くなくなった

〈出典〉宮林幸江：遺族期に起こる “スピリチュアルペイン”（1），日本ホスピス・在宅ケア研究会，24（2），p.61，2016.

訪れると言えるでしょう。

2. 本人に気づいてもらう

　人は大きな喪失感を味わうと、まだ残っている力に気づかず、悲しみだけにとらわれてしまう傾向にあります。これは、筆者も含めた多くの遺族から学んだことです。

　自分に残されているもの（健康・帰る家・経済力・体力）を、矮小化して見てしまう傾向があります。自らを過小評価するか、死別の悲哀や親族とのごたごた

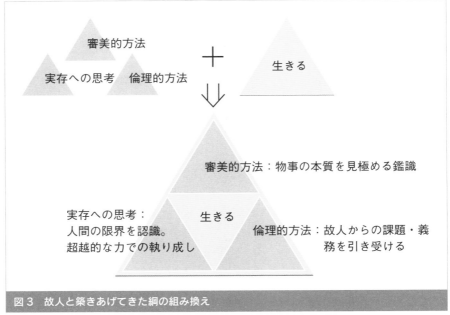

図 3　故人と築きあげてきた綱の組み換え

キェルケゴールをヒントにアティッグが考えを整理している

から、家族それぞれが持つ可能性に気づかないことが多いのです。

3.　世界を学びなおす

　アティッグは、「喪失」に向き合うに当たり、キェルケゴールを援用して、この世における「世界を学びなおす」という方法を説明しています[1]。

　人は、身内の死を契機として、それまでに故人と築きあげてきた綱が切断される意味を理解します。やがて、「生」に関する綱の組み換えが必要であることを悟っていきます（図 3）。綱の組み換えに当たっては、以下の 3 点の援用を推奨します。

①審美的方法：故人の人生の意味と価値を推しはかり、事の本質を的確に見極め、本質・現象を鑑識していくこと。
②倫理的方法：死者から残されたものに対して与えられた課題や義務を、責任を持って引き受けること。
③実存への思考：生きる姿勢上の考え。死によってもぐらつかない故人の贈りものに感謝しつつ、人間の限界を認識し、人間は過ちを犯し得ることを自覚するとともに、永遠なるものの超越的な力による執り成しを願うこと。

引用・参考文献

1）アティッグ, 林大訳：死別の悲しみに向き合う, 大月書店, p235-237, 1998.

2-5　家族と悲嘆

❶ 家族とは

　　日本では核家族の形態が定着し、現在最も多い家族の形となっています。それでも多世代で同居する家族もあれば、単身生活を送る人もおり、一口に家族の定義を述べるのは難しい時代になっています。その家族内では密着した人間関係をつくっています。

　　フリードマンやハンソンらに共通する家族の定義では、家族とは、①絆を共有し、情緒的な親密さによってお互いに結びついていて、②家族であると自覚している、としています[1,2]。家族の人数を 2 人以上と定義している場合もあります。

　　家族の形はどんどん変貌し、多様性に富むようになりました。そのため家族に対する相談も同様に多様化し、問題の範囲が拡大化して増えつつあります。大事なこととしては、家族の変容は社会のニーズから起きているということです。

　　そして家族は、喪失を経験した後に遺族になります。グリーフケアに真剣に取り組む以前の問題として、「家族」の概念への理解を深めておく必要があります。

1.　家族の定義について

　　これまでの伝統的な家族である、主に血縁と住居の形から家族を分類したものが図 4 になります。また、一般に家族として考えるレベルには「現実（実際、事実上そばにいる）」と「意識（離れ離れの生活でも家族という確かな意識を持っている）」とがありますので、それらの面から家族を考えてみたものが図 5 になります[3]。

　　このように家族の型はどんどん変貌し多様性を取り入れた新たな型が生まれるため、従来のように血縁や同居の有無だけでは「家族」と同定することはできない状況です。

2.　ファミリィ・アイデンティティ

　　さて「私たちは家族である」と一人ひとりが思っている意識で家族をくくってみます。この「自分たちは家族」という考え方をファミリィ・アイデンティティ（Family Identity；FI エフ・アイ）と呼びます[4]。

　　FI は一人ひとり異なります。例えば図 6 のように夫が考える家族の輪（夫のFI）と妻（E さん）が考える家族の輪（E さんの FI）、さらには妻の母が考えるFI（E さんの母の FI）は一致していません[5]。

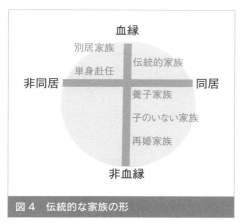

図4 伝統的な家族の形

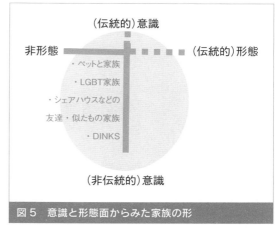

図5 意識と形態面からみた家族の形

〈出典〉上野千鶴子：近代家族の成立と終焉 新版, 岩波書店, p.8, 2020. の図を改編

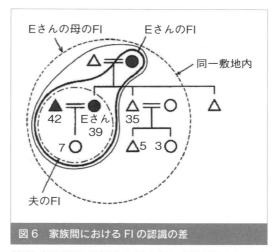

図6 家族間におけるFIの認識の差

〈出典〉上野千鶴子：近代家族の成立と終焉 新版, 岩波書店, p.19, 2020.

グリーフケアの基本は、同じ位置に立ってともに感じ・考える「共感」です（図7）。同情のような上からやほかの位置からの目線ではケアはできません。その人のFIを理解して共感していきます。対象者の扱いは先に述べたように、対等で平等であり、その方々に深い共感から生まれる真の言葉を発したいものです。

3. 家族内でバラバラなFIが軋む時

遺族期に入って、早々に家族内がぎくしゃくし始めます。それはメンバーのそれぞれが持つFIに関する軋みが顕在化してくるためです。死別による怒り感情（なぜこのような「死」が……という不公平・不条理感を持つ）が核に存在する可能性は大きいのです。

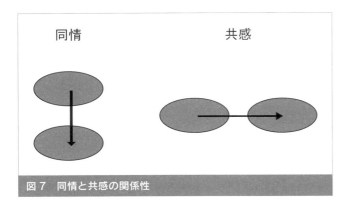

図 7　同情と共感の関係性

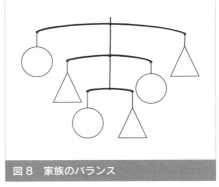

図 8　家族のバランス

4. 家族システムの変化と周辺の変化

　　悲嘆は、本来個人的な経験と考えます。しかし、家族システム理論によると、「死別」は家族の定義を揺るがします。死別は家族システム全体に不安定感をもたらし、サブシステムに当たるメンバーの内面の問題、対人関係性の問題をも同時に発生し、家族の持つバランス機能を損なうからです。

　　家族のメンバーは、普段は微妙な浮き沈みをしつつ、それでもバランスを保ちつつ、風にクルクル舞うモビールの動きを想像するとわかりやすいでしょう（図8）。

　　死別による家族システム変化には、例えばメンバーにより異なる情緒上の問題の出現程度と時期と表出の相違、メンバーの健康の障害、家族内の役割分担移行などが挙げられます。具体的には、配偶者の死の場合、縁戚や友人関係のネットワークの一部または大部分を損ないます。いわゆる「縁遠くなる」のです。

　　また、子どもの死は「未来」というこれからを消し、同時に子を通した近隣との付き合い、行事参加などで出会う人の輪を消します。大黒柱の親が死亡すると、子どもは経済的安定ばかりでなく安心、安全の拠りどころを失ってしまいます。

❷ 家族と悲嘆

1. 死別者家族におけるグリーフケアの対象者

　　グリーフケアで扱う遺族（元家族）とは、伝統型の血縁や居住の形（同居の有無）にはこだわりません。愛着の対象が亡くなり、ケアを求めている方はどなたもケアの対象者です。

2. 血縁外子どものアイデンティティの揺らぎ

　　自死した父親とA君（12歳）はとても仲良しでした。死別前には父親とその親族ともそれなりに交流を保ってきていました。A君にとって父の存在は、A君の

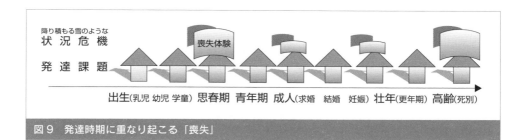

図9　発達時期に重なり起こる「喪失」

安定感の源たるものでした。しかし、父親は2つの家族の父親だったのです。

　父親の死を境に、突如父方の親戚、特に伯父から疎まれはじめました。ある親戚からは、自死のこともありまるで悪者で厄介者の扱いを受け、ひっそりと執り行われた父親の葬儀にも参列できませんでした。突然に父方の存在がごっそり消えたのでした。亡くなって2年くらいは父の死を無視し、悲しまないようにしていましたが、やがて息苦しさや頭痛を感じ、原因不明の湿疹にも悩まされるようになりました。

　「父はなぜ死んだのか」の問いは当然不明で、絶望は続き、時間の経過とともにだんだん自らの存在がわからなくなり、アイデンティティの混乱を見せ始め、自尊感情（セルフエスティーム）を失い、何をする力も出なくなりました。心が折れそうになるのでした。そして時間とともに、誇りであり頼りであった父親さえも信用できない存在に変わっていきそうでとても不安になってくるのでした。

　長く沈み込み塞ぎこんでいたある日のことです。深淵の中から父の声がかすかに聞こえてきました。「見守っているぞ」「どうした」という言葉でした。

　そして小学生のころ、父、祖父と3人で釣りに出かけたことを思い出しました。そうだ、祖父の力を借りてみよう。そうやってようやく死後3年以上を経てお墓参りができたのでした。A君は、自らの混乱から少しづつ回復するにつれて「父は意外にそばにいてくれているのかもしれない」とも思えるようになっていったのでした。

3. 悲嘆とライフサイクル（図9）

①予測できない状況危機

　これまでの研究によれば、家族に死別のような危機が訪れると、すべてのメンバーに影響が及び（図8）、衝撃を受けた家族の系統的成長の方向が変更されてしまうと言われてきました。

　状況危機は、年代的・経時的に無関係に発生します。このような危機は、家族のライフサイクルのどの時期に死別が発生したかということと関連づけて厳密に評価する必要があります（図9）。また、時間の経過に従い再評価すればなおよいでしょう。

②重積性のあるストレッサーの連動と対処

　例えば、子どもの死が兄弟の受験期と重なった時、配偶者の死と子どもの進学が重なった時、こういった時期は場合により"空の巣症候群"とも重なることもあり得ますし、親の死は人生のライフイベントに重なる場合が多いようです。重積性のあるストレッサーが連動しますと、家族の対処努力に大きく影響します。このようなタイミングの不整合性は、家族メンバーの関係性、発達に影響します。また、分離傾向、自立傾向にも影響を与えます。

4.　遺族となってからの変化

　家庭という中身の変化や家族の形態と家族メンバーの意識上の変化などは、遺族期にどのように変化するのでしょう。遺族期には一般に家族内のコミュニケーションは難しくなりがちです。

　遺族ケアにおいてこの 10 年ほどで変化してきた点を 2 つ記します。一つは死別後に悲嘆ケア組織を探して数カ月で参加してくる方が非常に増えました。おそらく悲嘆の衝撃の強さに驚き慌てているのでしょう。悲嘆は 1 年前後かけてやっとすべての反応が出そろいます。死後半年くらいではまだ悲嘆による反応が明確に出てきていないことも考えられます。それだけ苦しさに悲鳴を上げているのでしょうが、気の毒ながら時期尚早という感があります。以前は早いと 1 年前後、3〜5 年という方も珍しくなかったです。

　もう一つは「親の喪失」に苦しみ参加する方が、明らかに増えています。しかも現在気になることや死別反応を尋ねると、配偶者喪失に迫るような深い反応を語られるのです。理由については稿を改めます。

❸ 死別とグリーフケアを取り巻く状況

1.　グリーフケアの需要を高める葬儀の簡略化

　パンデミック（Covid-19 の蔓延）が長年に及び、すっかり葬儀の簡略化が進みました。感染症対策のために、死後に直接火葬場に直行する形（直葬）がとられることが多くなりました。簡易で家族・親族の負担が少ない分、今後は当然ながら、特に都市部では増えると思われます。この風潮に先立って「家族葬」という呼称を考案し葬儀の簡素化を始めた葬儀業界でしたが、業界の思惑通り、あるいはそれ以上にミニマイズして普及し、すでに日本における葬儀の一形式となってしまっています。

　コロナ禍による葬儀の簡略化への変化に伴い、すでに仏壇が消えつつあります。この 2 点だけをとっても今後心の整理における影響は確実にあります。

　葬儀（儀式）があまりにも簡略化されると、「死別」したこと自体も腑に落ちないことになります。葬儀とは、そのために死者との対面を繰り返しつつ見送りを

してきた儀式なのです。

　仏壇はたしかに場所をとり、団地・マンションスタイルでは、その空間を確保することが難しいため、設置には小型化が必須です。または、仏壇はなくても代理の「語りかける場」を設けることを勧めます。これまで日本では、遺族は仏壇や墓という死者の居場所に向かい、死者に語りかけ、報告し続けてきました。「語りかけ」は、明らかにグリーフケアの一端を担い、完全に死者との境を作らず、適度な近さに死者を配置しているので、悲しみ低減装置の役割を担ってきました。日本人における、仏壇の存在とその死別悲嘆の癒やし方の素晴らしさを、日系2世のYamamoto（1967）が驚きつつ報告していた話も、すでに昔話になり始めています[6]。

　葬送の形の簡略・省略化をあたかも補うために「死の認知」を明確にするプログラムがスタートする日は、そう遠くないのかもしれません。

2.　葬儀を執り行い取りしきるかのような「死者」の存在を意識した立場

　これまでの葬儀では誰が、いつ何を行うのかは細やかに規定されてきました。細やかな規定は、死んだ人との関係によって定められていました。遺影を持つ人、一番に焼香する人、弔辞を読む人は誰かなどは「死者との関係」で決まっていました。いうなれば死者（死者の存在を意識した立場）が決めたのでした。死者はあたかも存在しているように、残された人である遺族関係を規定してきたのが日本の死者儀礼です。筆者も、夫の葬儀時にふられた役割をこなしつつ、たしかに託された諸々の責任を感じとりました。儀礼の力だったと思います。

3.　「死者との別れ」をしない人・できない人

　儀式の簡略化に従い、「うちの人は死んでいません」と強硬姿勢に出る方は今より増えてきます。その場合にはグリーフケアは手こずります。遺族ケアの場に自らの意思で出向いてきていても、周囲の誰にも「死」の公表もしないし、「何を私に押しつけるのか」という態度でケアのプログラムに望むでしょう。「死の認知」からケアの開始です。

4.　遺族のグリーフケアへの考え・構え

　遺族となった家族からのダイレクトケアの依頼は、実際には多くはありません。カウンセリング、またはメール相談でのやりとりは活発です。そして毎月のグループ療法のワークショップはいつも人気です。おそらく悲しみに関する事柄を相談する機関が知られていない、また日本の中で「悲しみ」は口にしにくいか、してはいけない風土が背景にあるのでしょう。大都市以外の地方都市では、もし知り合いの人と鉢合わせしたら……という危惧から、住まいより離れた近隣の自治体での集会に参加するという参加者が少なからずいます。

5. 家族機能の外注化と危機への対処力

　　核家族は、世代同居と比較し普段はこぢんまりとして何かと動きやすいでしょう。したいと思えば身軽で、決断も実行も早いです。そして自分たちでは無理であっても、できない部分は外注化により補い、外部の専門家に助けを求めることができます。外注化は教育部門（塾）、芸術・趣味の習い事、子育て、介護にも及び、感情の処理に関しても医療や心理相談の利用ができます（図 5　広がる家庭機能の外注化 p.19 参照）。

　　外注化では、時間の喪失をある程度防ぐばかりではなく、専門性に助けられ力添えを得るでしょう。

　　デメリットは、家族が潜在的に持つ危機への対処力を培うことができないことです。家族の決断力や結束して事に向かう解決力の低下とともに、家族団らんの意味までを変えるかもしれません。起こった問題に力を合わせ危機を乗り越えた家族は、家族全体の力だけではなく、家族員のそれぞれもが何らかのパワーアップをします。

6. 未解決である厄介事はバトルか無視か・切り離しか

　　また危機に際してその解決法がかなり難しい場合には、緊急避難か隔離政策しか道は残らず、ついには結束するよりも、その部分を切り取ってしまうこともあり得ます。親は施設に、子どもは宿泊付き教育・養育機関に、夫の転勤には同行しないという切り取り方です。親離し/親捨て、子離し/子捨て、夫離し/夫捨てとなります[5]。捨てるまではいかないけれども、非介入や無視という消極的放棄の形もあると思います。ケースによってその前段階には、考え・意見の不一致や過干渉というバトルを展開しているかもしれません。医療者としては、何とか家族団結力にトライしてほしい思いで一杯なのです。しかしながら、現実に起こっていることは、多くの場合には危機時の選択は「切り離し」または「切り捨て」となることが多いようです。核家族の欠点でもあります。あまりに小単位のため対処法は限られるのです。

　　家族に起こったことは、やがて訪れる「死別」とグリーフの形に反映されるのです。

❹ 高齢者とペット

　　子どもの自立や退職後の生活変化など多方面からの人付き合いが減り孤独になりがちな高齢者にとって、ペットの存在は大変大きなものです。夫婦や近所付き合いの中にペットを介して自然と会話や笑顔が生まれ、世話をする役割を得ることで飼い主自身の存在価値は高まります。犬などの柔らかく温かな毛並みをなで、散歩に出かけることで、心身の健康維持にも計り知れない効果をもたらしています。

高齢者が飼い主の場合、同時にペットも高齢になっていることも多くあります。長い年月をともに生きていると、「このペットがいる生活が当たり前」という状況が自然と生まれます。飼い主にとってそのペットは、人生に起こったさまざまな出来事とともに傍にいてくれた大切な存在になっています。

1.　高齢飼い主の不安

昔と比べ、室内飼いが多くフードの品質も良くなり動物医療も進んでいるため、ペットは長生きする傾向にあります。飼い主が齢を重ね、ペットの寿命も延びてくると、老々介護のような状況も多く見られるようになりました。

ペットも加齢とともに次々と病気が見つかるようになり、通院や自宅での投薬・点滴処置が必要になることもよくあります。また、身体機能では衰えたペットが寝たきりとなったり、認知症のために夜間徘徊や夜鳴きをするなど飼い主の負担も多くなっていきます。そのため高齢の飼い主は、自身の体力も落ちている中、ペットの治療や介護に疲弊し今後への不安を募らせているという現状もあります。

高齢者はペットの姿に自分の将来を重ねて、今後どうなるのか不安になることもあるようです。病気をして家族に負担をかけ、認知症になって自分が自分でなくなることに、これで幸せなのか、自分もこうなるのかと、自身の最終章がどうなるか不安や恐怖を感じてしまうのです。

2.　高齢飼い主を支えるポイント

飼い主だけで問題を抱え不安を大きくしている場合、まずはその不安をできる限り引き出す傾聴と共感の姿勢が重要です。誰しも愛情ゆえに、ペットの体の衰えを悲観してかわいそうに感じたり、「いったいいつまで生きるのか」と考えたり、そう考えたことにも罪悪感を感じたりしてしまうものです。そんな気持ちも否定せず寄り添う必要があります。

その上で、ペットの病気や認知症も年齢を重ねたことによる「老化」ととらえ、長い年月を大切に飼ってともに過ごしてこられたからこそ起こった老化現象だと肯定することが大切です。ペットがありのままに老化してよい（加齢とは、ともに長く生きたという確認と共感の時）ことを伝えることで、ペットの今後も飼い主自身の将来もポジティブにとらえていけるよう導きます。

また、もし自分だったら、こんなふうに最期の時を過ごしたい、こんなふうに看取ってほしい、そんな思いや考え方を多く聞き出し、それをペットにできるだけ反映させていく提案も有効です。

ペットは病気があっても認知症になっても、自分をかわいそうだとは思いません。痛みさえなければ好きなようにいつもの日常をまっすぐ生きていくものです。その老化した姿を否定せずペットに幸せなエンディングを贈ることは、高齢の飼

い主にも、自分の最終章に向けて前向きに生きる勇気を与えてくれるでしょう。

【ペットへの愛着が強まる環境】
●困難な時をペットが乗り越えさせてくれた
●一緒に子ども時代を過ごした
●重要な心の支えとなっている
●安心して心を許せる唯一の存在となっている
●子どものようであり・パートナーのようであり・親友に近い存在に
　なっている
●ペットが大切な人や思い出・場所・出来事とつながっている
●ペットを長期間看病・介護してきた
●ペットを苦境から救った（保護動物）
●初めて飼ったペットだった
●人間不信であるが動物だけが信じられる
●いつでもどこに行くにも一緒にいる

【ペットロスで飼い主が失ったもの】
●ペットが部屋にいる日々、一緒に寝る、声が聞こえる安心感のある時
　間の喪失
●美しく柔らかい毛並みの温もり、抱いた腕に伝わる鼓動や呼吸音の喪失
●話し相手や散歩の相手の喪失
●世話や看病をしていた飼い主の役割の喪失や存在価値の喪失
●ペットをとりまく仲間との交流の喪失
●わがペット／飼い主の一部／パートナーや親友としての存在の喪失
●何もとりつくろわない飼い主として接することができ、その飼い主を
　愛してくれて求めてくれる存在の喪失

3. ペットロスのグリーフケア

　ペットロスも人の死別悲嘆と同様に、飼い主の心理過程を理解し、気持ちに寄り添い傾聴する姿勢が重要です。グリーフの要因として、ペットが生前に受けた医療や看取りの状況がかかわっていることが多く見られます。苦しませてしまったという後悔や罪悪感、自責や医療者への怒りの感情が飼い主のグリーフを深くしており、そのような感情も共感をもって受け止める必要があります。

　また、人は誰もが何かしらに依存しながら生きているものです。ペットへの依存を否定するのではなく、必要とし必要とされた素晴らしい存在に出会えた幸せを肯定し認めることで、飼い主の緊張は緩和されるのです。その上で、ペットロスは大切な存在を失った時のごく自然な心身の反応であることを理解していただき、ありのままに十分に悲しめる環境をめざします。

4.　ペットロスを支える要素

　それまで通っていた動物病院やトリミングサロンでのエンジェルケア（遺体をブラシや爪切りなどできれいにし必要な部位に綿を詰めるなど）は、ペットが亡くなった直後のショックや恐怖感を和らげる効果があります。きれいになって眠る姿を囲み、飼い主と一緒になじみの獣医師・看護師やトリマーが生前の様子を語り合う時間はホッとするものです。ペットとかかわりのあった人と飼い主がこのような愛情深い交流の時間を持つことで、飼い主は「自分は一人ではない」と感じることができ大きな支援となります。

　ペットの葬儀は急いで終わらせる必要はなく、保冷を施した遺体を前に十分なお別れの時間を持つことができます。毛や足形を残したり膝に抱っこしたりするなど亡くなったペットとの交流や、理解してくれる人との思い出話は飼い主の心の安全につながります。

　また、飼い主の感情に同調するだけで出口が見つからない時は、ペットへの目線を持つことがカギとなります。ペットが喜んだことや安心させてあげられたことを聞き出すことで、「後悔はあっても、してあげられたこともあった」と気づくことができるでしょう。出会いのストーリーや名づけの由来、ペットとの思い出などから幸せだった日々を再確認することは、飼い主の心にプラスのエネルギーを与えます。

　死別の悲嘆は避けられないとしても、ペットは飼い主が悲しみを乗り越えられるようたくさんの癒やしや救いを残してくれているものです。そのペットからのギフトを受け取りながら、生前と同様の絆を保っていけるよう導くことがペットロスの支えとなります。

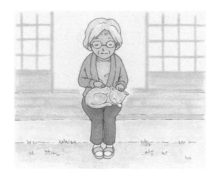

❺ ペットとグリーフケア

1. ペットの喪失と悲嘆

　　死別悲嘆では、愛着の存在を失うことによる深い悲しみからさまざまな心身の反応や変化が起こりますが、ペットを失った飼い主に同様のことが起こるのがペットロスです。近年はペットロスが長期化・深刻化することも多く見られるようになり、その要因やケアについても関心が高まっています。

2. ペットロスの背景

　　近年の日本では、室内飼いが中心のペットと飼い主の関係は心身密着型となり、ペットを擬人化・わが子化する傾向にあります。食事を与え抱っこしてやりながら、心はペットに癒やされ救われているという共依存の状態にあると言えます。そのため依存対象であるペットを失った後の過酷なグリーフを避けられないケースも増えているのです。

　　ペットに依存する背景の一つに、ペットの優れた非言語的コミュニケーション力が挙げられます。人は言葉を使いますが、言葉がじゃまして行き違いを生むこともよくあることです。

　　その点、人とペットの交流は100％言葉を介さず、特に犬や猫などのペットは全身で飼い主への愛情を表現しますし、飼い主の感情も瞬時に感じとることができます。言葉を使わないからこそ気持ちがまっすぐに伝わり、決して裏切られず、ありのままの気持ちを安心してペットに打ち明けることができるのでしょう。

　　人とこのような関係性を持つことのできるペットは、飼い主にとって生きる勇気を与えてくれる存在、あるいは人生を変えてくれる存在にもなり得るため、心の結びつきは大変強いものとなります。

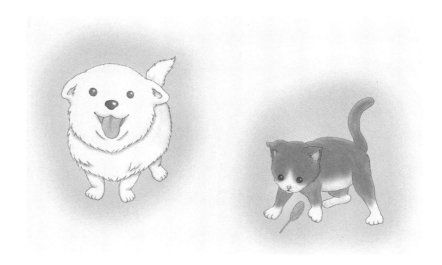

❻ 人の喪失のケアとペット喪失の線引き

　遺族のケアにおいて、もし家族の一員とペットもほぼ同時に喪失した方がいたとしても、人とペットを一緒にして遺族ケアをするという考えはあり得ません。その方にとっては一緒のほうがありがたいかもしれません。しかし、同じ参加者の誰かを傷つけてしまうことが考えられます。遺族会の参加者は、主に親の喪失、配偶者の喪失、子どもの喪失者からなります。人の生活には経済的側面がありますし、子どもがいれば教育等の人間に欠かせない教育的側面を有しています。この2点は家族生活上に大変な重みを持ちます。それを考慮せずに、人とペットの喪失とを一緒くたにする扱いは不可能です。

　日本人の死別の4悲嘆反応にて考えてみた場合、悲しみの「思慕」の面と「うつに似た症状」は人の喪失と同じくペットの喪失にもあります。他の悲嘆反応「疎外感」「適応対処の努力というコーピング」は起きません。また遺族は「この世から消えた」ことの絶対的な悲しみを感じます（似た人と再婚すれば、他に子が生まれれば悲しみが消えるわけではないという意味で、絶対的悲しみ）。他方ペット喪失のほうは、「新しいペットを探してみようかな」という気持ちを持てる「可能性」があります。

　喪失感情について学ぶ時点では、反応に類似点があり何の問題もありませんが、同一視するとトラブルが発生しやすいので注意が必要です。

引用・参考文献

1）Friedman MM, 野嶋佐由美監訳：家族看護学, へるす出版, 1993.
2）Hanson SM, Boyd ST, 田村恵子監訳：家族看護学, 医学書院, 2001.
3）上野千鶴子：近代家族の成立と終焉　新版, 岩波書店, p.8, 2020.
4）前掲書 3）, p.3-5.
5）前掲書 3）, p.19.
6）Yamamoto J, Okonogi K：Mouring in Japan, American Journal of Psychiatry, p.74-79, 1967.
7）阿部美奈子：動物と人の心に寄り添う　動物医療グリーフケア, インターズー. p.55-86, 2016.
8）阿部美奈子：PEPPY Web ライブセミナー　動物医療グリーフケア　ハンドアウト　死後のグリーフケア, ペピイセミナー事務局, 2020.
9）山極寿一：スマホを捨てたい子どもたち　野性に学ぶ「未知の時代」の生き方, ポプラ新書, p.108-117, 2020.

2-6　災害とグリーフケア

❶ 災害による悲嘆の特徴

　　災害による悲嘆の特徴とは、①喪失の甚大さ、②トラウマ性、③不明瞭な部分が残ること、④二次的ストレス、といった４つの要因が複合して起こることです。そして悲嘆は心の問題としてのウエイトが大きく、衣食住（特に安住の地と思えるところ）のめどが確定された後に、真に問題として出てくるという順序性を持ちます。

1.　喪失の甚大さ

　　多数の人の死、家屋、コミュニティ、職などの複数の喪失を同時に味わいます。

2.　トラウマ性

　　突発的で予測できないかつ悲惨な死別状況となります。そのため①その時と同様の恐怖がよみがえり、②体験の記憶はいつまでも過去とならず、生々しく、身体も感情もその場にいるような反応となりがちです。

3.　不明瞭な部分が残ること

　　死因が不明確、人為か自然災害か、行方不明者の存在など、情報が乏しい状況となります。

4.　二次的ストレス

　　生活環境が大きく変化するため、特に弱者の立場だった子どもには配慮が必要な時期があります。例えば阪神大震災の際には、３年を経過したころに不登校や無気力、暴力などの教育的配慮を必要とする状況が多く見られました。

　　二次的ストレスが増加する主な要因は、①震災の恐怖のトラウマ（４割以上）、②住環境の変化（３割）、③家族・友人関係の変化（３割）、④経済状況の悪化（２割）などが挙げられます。

　　ここに記された要因におおむね該当した例を、事例として取り上げます。

　　東日本大震災から３年経過した時点での仙台湾に近い地区の小中学校では、避難訓練のサイレンで泣き出す子、地震の学習授業で気分を悪くする子、家庭生活の不安定からくる落ち着きのない子、寂しさで保健室に来る子の姿が少なからず見られました。

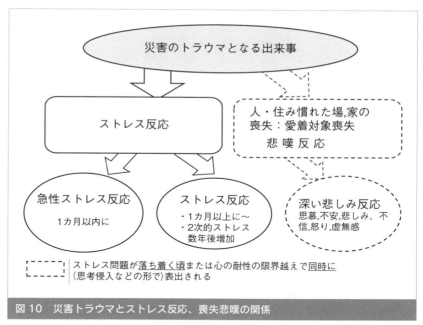

図 10 災害トラウマとストレス反応、喪失悲嘆の関係

〈出典〉藤森和美：大災害と子どものストレス―子どものこころのケアに向けて，藤森和美，前田正治編著，誠信書房，p.130, 2011. を部分加筆

❷ 外傷性ストレス反応と悲嘆反応の独立性（図 10）

　災害時には多数の死者が出ます。そのため被災者は外傷性のストレスやうつの症状と重なり、または少し遅れても悲嘆反応が出現してきます。悲嘆反応は、思慕、不安、悲しみ、不信、怒りや空虚感などの単一ではない総合的複合感情であり、認知面や行動面の変化を伴います。ただしストレスやうつの症状と重ならずに独立した反応であるという重要点を、Tsutsui ら（2014）は、統計による結果で指摘しています[1]。

　ですので、災害によるトラウマ的ケアと並行して、グリーフケアとグリーフワークなどを進めることが必要になります。災害では多々のトラウマに苦しむと同時に、喪失の反応にも苦悩します。喪失悲嘆とは、大事な対象との突然の別れ、それまで生きてきた家、住んできた馴染みの場（コミュニティや学校・職場）を失った反応であり、「愛着の対象を喪失した苦痛」に原点を発しています。

　災害後の喪失の甚大さ、トラウマ性は個人により異なるので、ダメージの程度を推測できることは重要です。

　表 3 に該当する喪失をトラウマと同時に経験している場合には、その悲嘆反応は単なる加算式ではありません。どちらかというと乗算にも近い心の負担を負います。これは悲嘆の重要な特徴の一つです。

　また、災害後の主なストレス反応（心・身体と行動）および悲しみの反応を表

表3　悲しみを深く難しくする要因
1　失ったものの大きさやトラウマ性
□亡くなった人との愛着・愛情が強かった／唯一の安心できる人だった
□他の喪失（家族、友人、ペット、家屋、学校）が重なった
□以前に同じような災害や死別を経験した
□悲惨な光景を見た／本人も負傷したり致命的な状況に置かれたりした
□死別の別れを思い出させるきっかけが多くある
2　現在の家庭・生活
□生活や気持ちを支えてくれる人がいない
□日常的にくり返し取り組めるような活動がない
□死のとらえ方や受けとめ方について家族の間でギャップがある
注）話したがらない人、悲しみ続ける人などさまざまな反応がある
□死別後にできなくなったや行動の変化が大きい
□家庭内の役割変化がある（例：亡くなった親に代わって家庭を支える）

〈出典〉伊藤正哉：大災害と子どものストレス—子どものこころのケアに向けて，藤森和美・前田正治編著，誠信書房，p.86，2011.

表4　災害後のストレス・悲しみの反応		
震災後の反応		
心	身体・行動	悲しみの反応
□安全でないことの恐怖	□夜眠れない	□悲しみ
□家族員への心配	□悪夢を見る	□起きたことに怒り
□集中力に欠ける	□涙もろい	□罪悪感・後悔
□孤立感がある	□腹が立ちイライラする	□今から先々の不安
□無力感がある	□突然の騒音や振動に強く反応し驚く	□思慕
	□無関心である	□いない寂しさ
	□物忘れをする	

〈出典〉藤森和美：大災害と子どものストレス—子どものこころのケアに向けて，藤森和美・前田正治編著，誠信書房，p.132，2011. を部分加筆

4、子どもに見られやすい身体化症状と行動の症状を表5にまとめました[2,3]。

❸ 心的外傷後ストレス障害：PTSD症状

　トラウマとは、個人の持つ対処法ではどうすることもできないような、圧倒的な強い力に直面した場合、例えば地震や台風といった自然災害や戦争・紛争などによる社会的不安、生命などの危機にかかわる体験により強い恐怖やショックを感じた際に被る、著しい心理的ストレスを言います。

　PTSDは、非常に怖い思いをした記憶が整理されず、そのことが何度も思いだされて、当時に戻ったように感じ続ける病気です。「記憶の断片化」が起こり、心の整理ができないために、よく覚えていることと覚えていない部分が交じり合

表5　子どもにみられやすい身体化症状と行動の症状

	乳幼児（0～5歳）	学童（6～12歳）	思春期（13～18歳）
身体化症状	夜泣き 夜驚 おねしょ 頻尿 下痢 便秘 食欲低下 チック 発熱	夜驚 頭痛 腹痛 便秘 吃音 食欲低下 喘息、アトピーの悪化 チック 発熱	頭痛 腹痛 下痢 吐き気 めまい 耳鳴 過換気 眠れない 食欲低下 手足が動かない 喘息、アトピーの悪化 チック 意識がボーっとなる
行動上の症状	暗い所を怖がる 甘えがひどくなる いつも一緒にいたがる トイレに一人で行けない 指しゃぶり 爪かみ 赤ちゃん言葉 おっぱいを触る 多弁 膝の上に乗りたがる 乱暴な行動	暗い所を怖がる 甘えがひどくなる いつも一緒にいたがる トイレに一人で行けない 爪かみ 多弁 母親と一緒に寝たがる 膝の上に乗りたがる 乱暴な行動	髪の毛を抜く 落ち込む 苛立つ

〈出典〉永光信一郎：大災害と子どものストレス―子どものこころのケアに向けて，藤森和美・前田正治編著，誠信書房，p.25, 2011.

　う、体験なのか、考え・感じたことかが不明瞭になる。何が原因かもわからなくなっていて不安定なために、体験の記憶が自分の意志とは関係なくフラッシュバックのように思い出されたり、悪夢を見たりといったことが続き、不安や緊張が高まり、つらさのあまり現実感がなくなる状態です。

　多くの症状が出ていたとしても、数カ月前後で落ち着く例が少なくありません。しかし、時間が経っても楽にならない、かえってますます辛くなることもあります。数カ月～数年たってPTSDが現れることもあります。

　発症率についてですが、災害によってトラウマを体験した人の多くは自然に回復しますが、PTSDの発症率は10％くらいと言われます。気をつけることは、トラウマを経験してしまうと、誰もが必ずや直後には呆然とする、興奮する、感情が麻痺するなどの何らかの反応を起こしている可能性がかなり高いことです。不眠や食欲不振などのほか、適切に状況について話ができないとか、反対に饒舌となり話さないでいられないということが起きるのです。トラウマは経験したものの、幸いPTSDには至らなかったということです。

　PTSDのサインの特徴は「突然につらく驚愕の記憶がよみがえる」「神経が常に

張り詰めている」「感覚が麻痺する」「いつまでも症状が続く」などです。

1. 気づかれない悲嘆

　紹介する事例は、東日本大震災が起こって時間がたってから表出された子ども
の事例です。問題となるような心の不調のいくつかは、大人も同様に抱えていた
であろうと推測されますが、悲しみは心に秘めて我慢するものという世俗規範に
より表面化しないことも多くあったかと思われます。

　子どもの場合の注意点は、発達段階途上にあるトラウマ体験が成長過程で精神
発達そのものを歪める要因となるため、将来の人格形成に大なり小なり影響を与
える可能性があることです。

　Ｂさん（10 歳）は海が大好きでした。しかし震災により集落は分断され、どう
にか逃げられた避難所では父親の安否もわからず数日過ごすことになりました。
しかも津波後に避難所へ向かうため瓦礫の中を一人歩いていた時に、偶然に遺体
が目に入ってしまいました。その後父親とは再会できましたが、慕っていた祖父
母は津波により亡くなったことがわかりました。

　春になり海から離れた新しい環境の小学校に転校しました。3 年が過ぎ中学に
進学した 4 月ごろです。Ｂさんは父親に訴えました。「誰も津波を知らないクラス
の雰囲気がいやだ」「学校に行きたくない」。そして 8 月終わりごろには校門をく
ぐる時に腹痛が起こるようになりました。それでも勇気を振り絞り登校していた
のですが、頭痛と腹痛が特にひどいという不適応症状となり、9 月には玄関近く
で倒れ込むようになりました。とうとう自室に引きこもるようになり、小児科か
ら「こどもストレス外来」を紹介されました。

　カウンセリングを受け始めて、Ｂさんは遅発性のトラウマによる身体症状だけ
ではなく、いくつかの障害と考えられる下記のような体験をしていたことが明ら
かになりました。

- ・津波が港を破壊する様子を見ていたこと
- ・津波後の瓦礫の中を一人で歩いていて遺体を目撃したこと
- ・慕っていた祖父母が津波で一瞬にして消えた話を聞いていたこと

2. PTSD と関連する Ｂさんの症状の整理

- ・小さな時から祖父母に連れられ海辺で過ごし、大好きだった海なのに近づく
  ことができなくなった（回避症状：その出来事を思い出させるあらゆる物事
  の回避をする）
- ・また瓦礫の中に目撃した「遺体が出てくる」ようになった（侵入症状：繰り
  返し頭に入り込んでくる。その度に目撃がよみがえり制御できない）
- ・腹痛が特にひどい（トラウマ反応の身体化：子どもはトラウマが身体症状と

して出やすい）
- 「祖父母が津波にのまれる場面の話を繰り返し思い出す」（侵入症状/悲しい気分）
- 「学校に行くことができない自分はダメな人間だ。死んだほうがよかった」（自尊心の低下/うつ病：起こったことについて、自分や他者を責める、罪悪感を抱く、否定的な感情しか浮かばなくなる、などの思考や気分への悪影響が見られる）

　子どものトラウマ体験には、災害や事故などの単回性外傷による「Ⅰ型トラウマ」と虐待など長期的反復型の外傷による「Ⅱ型トラウマ」とがあります。

　Ⅰ型トラウマは、大変な出来事——例えば災害、暴力、重大な事故により死にかけた、重大なけがを負うなど、直接的に巻き込まれる、間接的に他人が被害に巻き込まれる場面を目撃する、家族が巻き込まれた被害を知る——といった体験などにより引き起こされる単回性のトラウマです。1カ月以上の持続はない「急性PTSD」、半年以上過ぎてから症状が出そろう「遅発性PTSD」、3～6カ月で発症する「慢性PTSD」などに分類されます。

COLUMN　「ごっこ遊び」Post Traumatic Play

　「ごっこ遊び」は、安全な中で再現・再来をコントロールする・したいという能動的側面からとらえられると言われる[4]。

　子どもなりの対処なのか、トラウマの経験後に、子どもの遊びに現れる特有の「再演行動」です。緊張の面持ちであり顔はこわばり、決して楽しそうではありません。一連の行為は遊びではなく、経験した生のトラウマとなった感情そのものなのです。気持ちの解放としての「記憶の再演」なのです。

　子どもはPTSDにおける侵入症状（再体験症状）として「ごっこ遊び」を取りつかれたようにして、繰り返します。東日本大震災のあとに、小学生の子2人を預かり面倒を見ていた都内の主婦は、これを見て驚きを隠せなかったと話していました。熊本地震のあとには遊園地でブランコを大きくゆらゆらさせて「地震だ、地震だ」と遊ぶ子どもの姿があちこちで見られました。

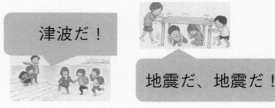

津波だ！

地震だ、地震だ！

引用・参考文献

1）Tsutsui T, Hasegawa Y, Hiraga M et al.：Distinctiveness of prplonged grief disorder symproms among survivors of the Great East Japan Earthquake and Tsunami. Psychiatry Res 217：p.67-71,2014.

2）伊藤正哉：大災害と子どものストレス——子どものこころのケアに向けて, 藤森和美・前田正治編著, 誠信書房, p.86, 2011.

3）永光信一郎：前掲書 2), p.24-27.

4）Terr L：子どものポストトラウマティックプレイ, 講談社, 2006.

第 3 章

グリーフケア・
カウンセリング
＆ワークショップの実践

3-1　グリーフケアの形

❶ グリーフケア・カウンセリング（GCC）

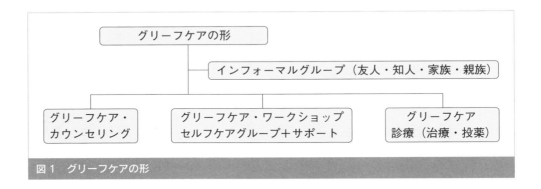

図1　グリーフケアの形

　　　グリーフケアの形としては、図 1 のようなものが挙げられます。諸外国では、グリーフケア・カウンセリング（Grief Care Counseling：以下、GCC）がごく普通に行われていますが、日本では都市の一部を除いてはなかなか一般化していません。

　　　グリーフケアを求める悲嘆経験者は、以下のような願いを抱いています。

□悲嘆の状態にある人は混乱の時期を乗り越えるために自らの心境を理解できる人と話をしてみたい。

□人がどのようにして苦境を乗り越えたのか聴いてみたい。

□二度と経験したくない。苦しまないための再保証が欲しい。

□信用できる経験者にどのように切り抜けたか、じっくりと聴いてみたい。

　　　それでは、GCC に求められる事柄を整理してみます。

1.　安心感

　　　ここなら“話して安心”“泣いても安心”と、自然体でいられる場と相手を遺族は求めています。「いつでもあなたのことを気にかけて、待っていますよ」という雰囲気と態度で受け入れましょう。

　　　悲嘆の心情を医師や看護師など、他者に打ち明ける習慣はどこの国でも定着し

ていたわけではありません。例えば、アメリカの緩和医療に常置されているカウンセラー部門のスタッフ、病院に常駐している宗教者、イギリスのクルーズ（グリーフケア団体）、イギリスのサマリタン（電話相談ボランティア団体）などのメンバーは、それぞれに独自の教育と訓練を受けています。そして、組織体そのものが利用者に対して安心感の保証を行っています。

　日本では、誰かに話を聴いてもらいたい、理解してもらいたいと思う時、悲嘆の当事者が個人的にどこに問い合わせすればよいかと探しているのが実態だと思います。インターネットなどから探し出す作業は、パソコンに不慣れな高齢者には難しいでしょう。

2.　悲嘆の知識の提供

　遺族は、これまでにない経験をします。

　例えば身体反応では、睡眠・食欲障害。そして心のコントロールも意外に難しいことを実感します。何だかわからないけれど落ち込む、知らないうちに故人のことに没入していることなどは、心配事の一つです。行動では、何かしないと落ち着かない、反対に何もする気になれないことが気になります。

　これらの変化には個人差はあるものの、まったく当てはまらないという人はまれでしょう。これらの症状について、相談者に悲嘆の知識を提供すれば、問題は一挙に解決に向かいます。さらに、知り得た同様の事例のいくつかを提示できれば、相談者の満足度は高まるでしょう。

　この時、気遣いなく話を聴いてもらえる雰囲気をつくることが重要です。ケアに当たる人の中には、天性のグリーフケアの感覚を持っている人たちがいます。反対に自然体の良さもありです。グリーフケアの知識と経験を合わせれば、GCCにおける聴き手としての役割は十分に果たせるでしょう。

3.　話を吸いとるように聴く力

　じっくりと相手の話を聴きとり、意味を理解することが要求されます。通常の会話では、話のやりとりの中で問いかけが入るものです。しかし、GCCではじっくりと聴きとることに専念する必要があります。場合によっては後述の①のような、相談者が話していることを理解している言葉を伝えます。自分の語りにオウム返しに相槌だけが返ると、「正確に伝わっていないのでは」と、相談者は興ざめしてしまい、会話を打ち切ってしまうこともあるのです。

　「話を吸いとるように聴く力」の中で求められる3つの要素を挙げます。

①時々、相談者の話を要約する

　相談する相手の聴く能力に遺族は敏感に反応します。相槌を打つだけでは不十分なのです。筆者の場合は、相手が話された内容を「〜ということですね」「○○

だったんですね」と要約していきます。

　相談者が話していることを理解していることが伝わり、話は進みます。話題によっては少し掘り下げが必要なこともあります。その時には「もう少し今の問題について話してくださいますか」というように促すこともあります。

②装わない

　GCC では、自分を装わないことが重要です。あるがままの自分に徹することです。自分の経験がすべて通用するわけではないので、看護師であるとか自らの立場を強調する必要はないのです。遺族の視点に立ち、話し合い、自然のままの姿勢で臨むことと自分に言い聞かせるようにしてください。

③表現する力

　自分の意見や励ましなどは、GCC では必要としません。

　ここでの「表現」とは、相手の話をどう理解しているかをタイミングよく伝えることを言います。実際の会話の流れで語り合いは進むわけですから、勘違いすることもあり得ます。ですから、話される内容を要約するなど、問い直しが必要なのです。

4. 自省

　最後に「自省」の態度が重要です。GCC では、少なくとも相談者に害を与えないことが要請されます。

　よかれと思い自らが主張していることが独善に陥らないように振り返るべきですし、第三者による GCC の様子のチェックを定期的に受ける必要があります。なぜなら、アメリカの死生学会で推奨してきたケアのあり方が、場合によっては害のみを与えていると大問題になる発言がありました。ニーメヤーがグリーフカウンセリングの参加者の約 33% がカウンセリング終了後に、より苦しんだという事実を発表したのです[1]。これに対してアメリカのホスピス基金が発行した著書にカウンセリング不要論に反論する論文が収載されています[2]。

　その後、グリーフケア無用論を唱えた一般書が出回り、緩和医療の現場で混乱が起きた経緯があります。遺族ケアを遺族から学ぶ姿勢は大事でしょう。

❷ セルフケアグループ（SCG）

　グリーフケアの形の一つであるセルフケアグループ（Self Care Group：以下、SCG）について解説します。

1. SCG の存在意義

SCG とは、共通の体験を自発的・継続的に分かち合い、問題解決を図るグループのことです。「分かち合いの会」などと呼ばれている組織の大部分は、この形態に当てはまります。

死別者の疎外感に由来する他者とのコミュニケーション嫌いを避けるためには、同じ立場の人から話を聴いたり、聴いてもらうのが最適なのです。

話題選びに苦労することもなく、会話はスムーズに行われますから、その過程でありのままの自分を受け入れる道が開けます。ひいては、故人なしで生きていく道程が見えてくるようになります。そして自分の存在が人の役に立ったり、他人の話を聴く力が自分にあることに気づき、自信と自尊心の回復が始まります。

グリーフケアにおける SCG の存在意義は、この共通心理に支えられています。

2. SCG の要件

SCG が成り立つためには、図2に挙げたような3つの要件を満たしている必要があります[3]。

①共通の体験（同じ悩みを持つ）

望ましいのはメンバーが共通の体験をしている（同じ悩みを持つ）ことです。悲嘆の場合は、愛着の対象を失っている「死別体験者」がグループ結成の中核メンバーとなります。

参加者の了解が得られる時には、ゲストを迎えることもあります。しかし、参加するメンバーを上回る数の部外者は、構成比としては好ましくありません。"上から目線"に取り囲まれているとメンバーが感じる雰囲気が、場に生まれるからです。

注意すべき点は、新しい参加者を常に"歓迎"の姿勢で迎えることです。古参の者の大切な役割であることを忘れないでください。参加者の3〜4割くらいが望ましいです。

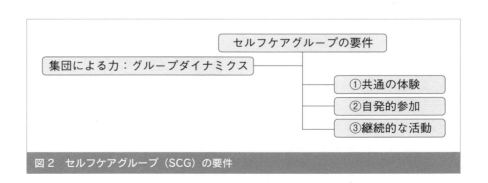

図2　セルフケアグループ（SCG）の要件

②自発的参加

第2の条件として挙げられるのは「自発的参加」です。もちろん、案内や紹介などの情報提供を積極的にした上で、参加はメンバー個々の自由意思を尊重するべきです。

③継続的な活動

第3の条件は、継続的な活動です。継続的な活動を通じて、初めて多様な体験の蓄積がはかられます。

死別者であることを伏せたい人も少なからずいます。ですから、仲間内での口コミによる参加者に門戸を開いておくことに意味があるのです。また、グループの全員が平等の立場である必要があります。メンバーにカリスマ的な存在が出現し、その取り巻きによるミスリードが横行するようになりますと、SCG の目的が損なわれることになります。

＊

死別によるメンバーが自発的に集う SCG であれば、死別を悲しむ思いを打ち明けられる上記の3点の条件を満たしています。強いて問題を挙げるとすれば、それぞれがどのような悩みで苦しんでいるか、事前にはわからないことでしょう。しかし、「あなたは独りではない」という基本的メッセージが守られてさえいれば、準備の不備は補われることが多いのです。

3. SCG での共感・受容

グリーフケアにおいて、遺族が感じた適切な支援の上位には「同じ体験者と会う」「自分の気持ちを表出する機会を持つ」ことが挙げられています[4]。SCG で得られる共感と受容は、遺族の立ち直りに大きな力を与えます。

悲嘆の SCG では、人を援助することによって自らも救われる「ヘルパーセラピーの原則」が働きます。例えば看護師が患者を援助する時、患者が看護師に依存する状態を生み、患者自らが問題と取り組む姿勢を阻害する可能性があります[5]。

一方で SCG は、メンバーが「当事者であること」が最大の特徴であり、グループのメンバーを援助することで、自分自身が援助されるという構図ができるのです。

4. SCG の課題

SCG は当事者によって組織されるグループですが、運営責任者は必要です。運営者の個性、会を開く動機がグループの性格に大きな影響を与えます。また、長期開催型と短期集中型というように、目的別にプログラムも分けておいたほうが効果的なようです。

　　常時決まった日時に開催される SCG は、よい運営責任者に恵まれさえすれば、十分に機能します。ただし、精神科医・臨床心理士などがコーディネーター（主催者）やファシリテーター（協力者）としてかかわることが少ないため、運営責任者に権限が集中します。そうなると、公平な自己表出の機会が均等に与えられない、あるいは逆に強いられた、などの問題が発生します。

　　会の招集、事務連絡などの面で運営責任者には負担がかかりますので、自身が死別者であるなど直接的な動機を持ち合わせていないと、長続きはしないでしょう。

　　日本人はカウンセリングに慣れていない、宗教界の取り組みが遅れている、公共団体による制度的救済策がないなど、グリーフケアの普及には、向かい風の状況です。死別の問題に理解が芽生えてはいるが適切な援助資源に乏しい今の環境では、SCG は、悲しみを癒やす方法として最も適していると言えるでしょう。

❸ サポートグループ（SG）

1. サポートグループの条件

　　サポートグループ（Support Group：以下、SG）とは、医療機関や福祉施設、葬儀社などが SCG をバックアップしている場合を指します。

　　SCG とほぼ同様の機能を有しますが、医療機関や特定の団体（葬儀社、寺院など）がグループの維持・管理を行います。情報は医療機関や特定の団体を通じて提供されます。参加者は医療機関や団体の利用者か、過去に利用した人に限定されるのが普通です。医療機関、葬儀社、寺院はサポーターとして、集会場所の提供、広報活動、限定的な人的サービスの提供を行います。

　　アメリカでは、各病院がこの役割を競うように果たしています。

2. SG のメリット・デメリット

　　SG のメリットは、①安定した連絡場所・手段が確保されていること、②バックアップする団体名が明記されることで社会的な信用感が持てること、③中核的なグループメンバーの事務的な負担が軽減され、活動が長続きすること、が挙げられます。

　　デメリットとしては、運営主体はあくまでも各団体であり、SCG に比べて自主性が損なわれることです。葬儀社がかかわるケースでは、営利活動に組み込まれ、利用される懸念も生じます。また宗教活動、特に布教活動に利用されるのではないかと危惧の念を抱かれる場合があります。

　　病院をはじめ医療機関がサポーターを務めれば、宗教との混同は避けられるでしょう。これまでの日本での動向を観察していますと、ケア活動に不純な動機を持って援助している団体はないようです。今後、営利団体の利益追求や宗教団体

　の勧誘に利用されたりすることには、十分注意が必要です。

　そのためには、グリーフケアとは何であるかを普及する活動が要請されます。

3. 運営のあり方と第三者のかかわり

　SG 内に、時として深刻な内部葛藤が生じる可能性があります。あまりにも閉鎖的すぎると、かつての一部の新宗教団体のように外部の団体に集団で対抗心を持ったり、攻撃性を持ったり、逆におびえたりする可能性が出てくることは否定できません。内部で情緒的・精神的に不安定なメンバーが他のメンバーや他のグループに攻撃性を示すことも知られています。運営には善意の第三者のかかわりも、時には必要です。

　SCG にしても SG にしても、自発的参加が大前提であり、退会もまた自由である必要があります。遺族の選択肢が広いほうが好ましいのです。

❹ グリーフケア・ワークショップ（G–WS）

1. グリーフケア・ワークショップとは

　グリーフケア・ワークショップ（Grief Care Workshop：以下、G–WS）は、筆者が考案したグリーフケアの手法です（図 3）。

　その基本は SCG と同じです。参加者は悲嘆に悩む人々であり、自主参加が原則です。参加者を狭い地域に限定せず受け入れ、プログラムを事前に用意しておきます。各人の体験や語りを円滑に引き出し、後に振り返っていただくためのツールと理解していただけばよいと思います。

　G–WS は、まずコーディネーターが参加者の全体の雰囲気を読みとり、適切な会話のきっかけをつくります。そして、参加者自身に起きている事象の比較、死別後に気づいたことなどの語り合いを行います。このことを通じて、見知らぬ人への警戒感がほぐれていき、語り合いがスムーズに進むようになります。

　次に、故人と現在の自分を語る物語の共同作成、発表の傾聴、故人に対する「言い残し・やり残し・感謝の表明」などのプログラムを行います。G–WS の最後

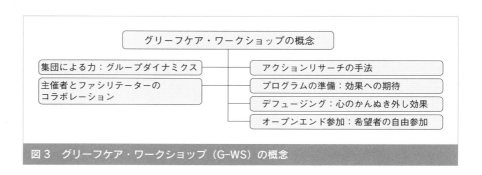

図 3　グリーフケア・ワークショップ（G–WS）の概念

に、故人との生活のライフレビューを再度行い、故人に手紙を書くなどします。

　会終了後、1カ月ぐらいたって、参加者が自分の記載内容を提出すればお互い
の記述内容を見ることが可能ですから、自分だけが特別ではないと納得がいくの
です。このような流れに沿ってG-WSは進行していきます。

　仲間内だけの定期的な会合は持ちません。またG-WSとしての互いの住所、電
話、メールアドレスの交換も行いません。あくまでも各参加者の信頼関係にお任
せしています。知り合いになったメンバーは、それぞれの感性と責任の範囲でお
付き合いを継続し、会を重ねていくうちにファシリテーターとして集会に出席さ
れる方も中にはかなりおられます。

2. 看護師としての温かい雰囲気と共感の場の提供

　G-WSは、SCGとしての特性を有しているため、その限界も共通しています。
やはりコーディネーターの負担は重いと言えます。

　悲嘆の回復には個人がそれぞれ課題を持ち、一つひとつを自覚して解決してい
くべきだという考えや、人生の意味の再確認が必要との意見もあります。それは
それでよく理解できますが、立ち直りのきっかけとして、まずは温かい雰囲気と、
共感の場の提供を優先する必要があるのです。

　そのきっかけを提供し、受容できる仲間の存在を確認できる機会を用意するこ
とにこそ、看護師にできるグリーフケアサポートの本質があると考えています。

3. G-WSに期待できる効果

　悲嘆は人間の正常な反応です。核家族の現代では、死別は数少ないライフイベ
ントとなっていますから、自分の喪失感を埋めることを優先して考える現代人に
強い心身の消耗を強います。

　社会的・宗教上の行事が一段落するころ、死別が原因の「新たな人生の危機感」
を意識し、悲しみの中にあっても立ち直りを試み、人知れず内省を伴う作業（グ
リーフワーク）を繰り返していきます。

　グリーフワークを行う間、死別者は「わかってくれる人がそばにいてくれたら」
という思いを強く持ちます。自信の欠如が生まれてきている時に、他人の経験は
ありがたく受け止められます。

　個人差もありますが、グリーフワーク中には故人を思慕しながら「故人なら、
このように考えただろうか」「生きていたら何をどのようにしただろうか」「今は
どこにいるのだろう」と、自らに問うスピリチュアルな世界に入ります。

　これは、基本的に個人の内的な作業です。ですが、受け入れてくれる仲間の存
在に支えられて正面から向かい合えば、自尊心の回復につながり、新しい生きる
意味の創造を容易にし、個人の成長につながります。ネガティブな感情である「疎
外感」「負い目」を認めることから始まり、残された力を再確認する機会になるの

です。

　共感によりともに涙をこぼし合うこともあります。個別で行うよりも、仲間とともにより深く・多面的に内省を行えるのが G–WS の長所です。個別のカウンセリングとは異なる自由な感情表出が交わされ、より高いエンパワーメント効果を期待できるのです。

4．G–WS のメンバー構成

　G–WS は、SCG のメンバー構成にプログラム編成者を加えた構成で開催できます。基本的なユニットは、司会者となるコーディネーターが 1 名、プログラムに沿ってスムーズに進行することを助けるファシリテーターが数名、それに参加者ということになります。

　適切な人数は、コーディネーターやファシリテーターも含めて 5〜15 人程度です。人数が増えるにしたがって、グループ内の共感の深さ、多様な経験の重ね合わせから生じる効果は高まり、さらなるグループダイナミクスが期待できます。その半面で、一人ひとりの持ち時間が減り、フラストレーションが高じる恐れがあります。

3-2 G-WS の実践

❶ G-WS の開催までに準備すること

1. 連絡窓口の設置

悲嘆やグリーフケアについて一定の理解・知識を持つ人に、連絡窓口の担当をお願いします。

2. ファシリテーターの依頼

G-WS 参加者の死別死因や、死別の対象者（親、配偶者、子ども等）と同様の経験を持つボランティア 1〜2 名にファシリテーターとしての協力をお願いします。参加者への電話やメールなどで連絡を交わす中で、ファシリテーターには参加者とのラポール（信頼関係）の確立に努めてもらうようにしてください。

これまでの経験ですと、参加までのメールのやりとりを大切にしていますと、当日の欠席者がほぼなくなります。

3. 短期モデルの準備

開催の準備は、会のタイプに合わせて多少差があります。

初めての参加であり、かなり躊躇しつつも重い足を運んでくれる人、または遠路はるばる参加してくる人が多数を占める場合は「短期モデル」の G-WS とします。一度の参加であってもある程度の参加効果が期待できる会をめざします。

①事前連絡

どなたを、いつ、どんな形で亡くされたかなどの必要最低限の情報を、用紙に記入してもらうことで入手します（資料 1）。この情報を基に、コーディネーターやファシリテーターは準備を進めていきます。

②個人情報の尊重

この段階の個人情報は最大限守る必要があります。情報処理にかかわる人数は制限し、外部への持ち出しは厳禁です。医療機関におけるカルテの取り扱いに準じておけば、まず間違いはないでしょう。

4. 長期モデルの準備

定期的な開催を何回か反復して実施する場合は、参加者も主催者側も、次回を予定しているので安心感を抱きます。継続を考慮に入れた「長期目標を掲げたケ

```
                              確認票
   ①どなたを亡くされたのですか。おいくつでしたか。
     親（　歳）配偶者（　歳）子ども（　歳）

   ②それはいつごろでしたか。

   ③どのような死でしたか。
     （注：基本的には、本人が言い出すのを待ち、無理には尋ねません）

   ④今、最も気になっていることは、どんなことですか。

   ⑤現在の健康状態はいかがですか。
     例）睡眠状態は？　食欲は？
```

資料 1　確認しておきたいこと

ア」が可能となります。「長期モデル」の G-WS です。

　毎回定期的に集まることで、参加者同士がピアカウンセラーの役割を果たすのかもしれません。ただし、参加者は悲嘆のピーク時に来会するために、できるだけ 1 回ごとの集会の効果を上げ、苦痛の緩和をめざす必要があります。

①コーディネーターとファシリテーターの役割

　コーディネーターとファシリテーターの役割は、参加者の中に身体状況で緊急の対処を必要とする人がいないかどうかを見抜くことです。このような場合は、現在相談に行っている医療機関があるか、相談できる人が身近にいるかどうかを確認します。問題を放置できないと考えた場合は、医療機関にできるだけ早く委託するなど、緊急対処の手順を想定しておく必要があります。

5. 会場の設営

　1 人当たり 6 m^2（4 畳弱）くらいの面積が確保されていればよいでしょう。必要に応じて、音楽の演奏や、アロマセラピーの提供を申し出る参加者がありますので、これくらいのゆとりが必要です。また、人の出入りが激しくない、騒音の少ないスペースが望ましい環境です。

①各個人用の準備物

　名札、資料とワークシート、プログラムなど

②会場の準備物

　机、椅子、花、飲み物、CD ラジカセ、ティッシュペーパーなど

本日ここに参加された方々は、皆さんと同じ仲間です。

①秘密を厳守し、会で知り得たことはこの場限りのこととしましょう。

②この場を活用し、心の荷を下ろすつもりで話してみましょう。

③仲間の話を中断することなく、ひたすら聴き入ってみましょう。

④悲しみの比べ合いに注意しましょう。

⑤仲間のお話に「もし私があなただったら……」の気持ちを伝えてみましょう。

⑦仲間のお話に「私の場合は……」を伝えてみましょう。

⑧参加者間の連絡について：会では個人的なつながりには関与いたしません。お互いの了解の下に進めてくださいますようお願いします。

⑨会は、宗教の教宣活動・政治活動やビジネスの宣伝・アピールの場所ではありません。

資料 2　取り決めの具体例

③参加者各自の準備物

差し支えがなければ、「思い出の写真」。写真を見ながら共有感を中心に遺族間の話ができ、共有感の深化につながるためです。

6. 開催当日の受付

初回参加者が「仲間はずれ意識」を持たないように注意しながら見守ります。

7. 参加者との取り決め

参加者は同じ悲しみを背負った仲間です。参加することですっきりとした気分になれることをめざし、最初に設定した取り決めを守ってもらいます（資料 2）。

❷ ファシリテーターに求められる役割

ファシリテーターは、G-WS のプログラムがスムーズに進行するように尽力する進行促進役です。柔軟な対応や進行役との「あうん」の呼吸を要求され、重要な役割を果たします。その求められる役割（図 4）を示し、解説します。

1. 悲嘆を十分に理解している

悲嘆経験者は、個別対応の方法や一般的な悲嘆の知識を補えば、優れたファシリテーターとなり得ます。グリーフケア研修、G-WS などの受講経験があれば、

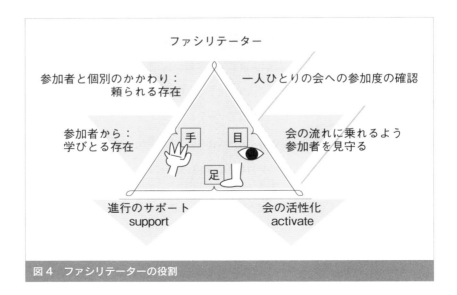

図4　ファシリテーターの役割

なおよいと言えます。

2. コーディネーターを助け、会を促進する

　　個別対応で参加者に寄り添い、デフュージング（心のかんぬき外し）を助ける役割を担います。

　　個別対応とは、コーディネーターが進めていく会の流れは変えず、必要であると判断すれば、特定の人の隣に席を移し寄り添うことです。個別に話を聞くなどの役目も果たします。

　　デフュージングとは、参加者の緊張感を和らげ、その人が抱えている思い（故人への思い、寂寥感、孤独感、不公平感、自責や無力感など）の表出をブロックしているものを取り外すことを指します。例えば声をかけるのであれば、参加者の思いをくみとり、「お話しくださっていいのですよ」「悲しいですね」「何と申しあげてよいか」などと声をかけていきます。

　　饒舌である必要はなく、心が込められていればよいのです。筆者の経験では、コーディネーターかファシリテーターの自己開示が最もスムーズなやり方であり、効果が得られました。

3. グループ全体の動きを読む

　　グループ全体の動きを読みとりながら、役割を果たしていく必要があります。これがファシリテーターにとって最も重要な役割です。カウンセリングの経験のある人でも、さらなる慣れが必要です。

❸ G-WS のプログラム

1. プログラムの目的

　G-WS では、プログラムを通してお互いの心が触れ合う瞬間を大事にしていきます。この積み重ねは、会の中身を深いものに導いていきます。

　会の参加者と同様に、ファシリテーターもできる限り正直になり、自分が感じていることを伝えようと努めます。また、参加者が話した内容を、必要に応じて「それは、～ということですね」と要約・明確化します。参加者が言いたいこと、話そうとしていることの表出を助けていきます。

　またプログラムを通して、参加者は自己の悲嘆の整理を仲間とともに進めつつ、かつ各自の思考の深化をしていきます。

　ファシリテーターは、参加者から話された内容のある部分を深めたいと感じた時に、「もう少し○○についてお話しくださいますか」「皆さんで考えてみましょう」などと投げかけ、表出を助けながら採り上げていきます。これで参加者は、悲嘆で起こる正常反応についての知識情報を得るとともに、同じ仲間のそれぞれの悲嘆の経験、対処法を学びとることができるのです。

　プログラムでは、G-WS の自由な話し合いを「全体ワーク」と呼んでいます。全体ワークでは、意見や情報を交換する時間をとり、グリーフケアをより効果的にするという意図を持って活用します。

　プログラムの参考例として資料 3 を示します。

❹ G-WS の進行と注意事項

　G-WS の進行は、図 5 で示すように大きくは 3 つのパターンで展開します。いずれのパターンであれ、会の成否は運営側に大きく委ねられていますので、心して取り組んでください。G-WS 運営上の主な注意点は次の 3 つです。

1. 会の進行中、他人との比較はしない

　プログラムは自己の整理を進める作業なので、決して他人と比較しないことです。これは参加者一人ひとりについてのまとめの作業の場なのです。他人と比べず、「時がたてば自分はどのように変わるのだろうか？　それとも変わらないのであろうか？」などと考えるだけで十分なのです。

　また、決して文章が上手か下手かを問うものではないということも、周知してください。参加者には、「物語ですから、どのようにも書き直してかまいませんし、考え直すことも可能です」「書けない時も、すらすら書ける時もあり、その落差は大きいかもしれません」「朝と午後ですら自分の思いが異なることがあるのです」などとアドバイスします。

話し合い		各種プログラム
全体ワーク	㊤	・緊張を解く工夫
	㊤	・簡単な自己紹介
休憩		
個人的作業 および 全体ワーク	㊤	・自己の状態の客観化 ワークシート「私に起こっていること、感じていること」 ワークシート「生きている今の感じは」
	㊤	ワークシート「悲しみの過程：悲しみはいつか消えていきます」
	㊤	
休憩		
全体ワーク	㊎	・「樹々物語」を作成し死生観を確認する
休憩		
全体ワーク	㊎	・言い残し、やり残しの確認
	㊤	・故人がどのように生きていますか
休憩		
個人的作業	㊎	・ともに歩んだ道「ライフレビュー」を書く
休憩		
個人的作業	㊎	・故人に手紙を書く（ある程度自己の開示が進んでいる時に行う）

・プログラムは単独で使用できます。ただし使用時には、プログラムと全体ワークと休憩を1セットとしてください。
・㊎：目的別のプログラム。この前後に全体ワークを入れ、また「休憩」もとってください。
・㊤：2つの㊤プログラムで㊎1つのプログラムくらいの重さと考えてください。

資料3　G-WS のプログラム例

「ゆっくり」展開グループ low development Group	会の半ば〜後半、最後にかけてグループ展開が活性化する。
「納得」展開グループ middle development Group	展開段階でやや不十分さが残り、もう少し展開できる可能性もあるグループ。グループのメンバーの中では、ほぼ参加者間の親密性を確立し、さらに深い自己理解や相互関係の樹立にまで到達している参加者も見られる。
「満足」展開グループ high development Group	ほぼ参加者全体が、親密性の確立、深い自己理解から相互関係まで到達するグループ展開となる。

図5　G-WS の展開パターン

こうすることで、参加者の自己卑下を回避することができます。

2. 会の導入部を大事にする

　　参加者にとって、G-WS の最初の印象は非常に大事です。参加者が会場にうまくたどり着けず、落ち着くことができない時、会場に入った時に快く迎えられなかった、放っておかれたなどといったことがあれば、会を進行しても共感性は深まりません。会の導入部では、運営側の注意と工夫が必要です。

3. 参加者とコーディネーターとの関係性に留意する

　　参加者とコーディネーターとの間に問題がある場合も、共感性が深まらない要因となります。以下のことをチェックして、当てはまる場合は改善が必要です。

□話すことを強要していないか。
　無言でも雰囲気的にそのようにとられる場合も含む。強いられたと感じた時には、窮屈さを感じさせてしまう。
□会の参加者間に信頼関係が成立しているか。
　異質者の参加問題や、人数構成の問題はないか。
□参加者間に「わかってもらえる」「そのままを受け入れられている」といった共感が湧いているか。
□「悲嘆によっていかに自分は視野が狭くなっていたか」という素直な驚きや気づきから深まる関係がある。そのことに参加者は気づいているか。
□場に慣れるのに時間がかかる、またはラポールの形成が難しいなど、参加者それぞれである。会の雰囲気になじめない様子の参加者に十分対応できているか。

❺ G-WS 終了後のポイント

1. 終了直後〜残る疲労感・軽い高揚感

　　G-WS では、大部分の時間を他の参加者の話を聴くことに徹する人もいます。また、会が安心できる場であることを確認しつつ感情を表出し、共感の涙を流す人もいます。ある人が容易に納得することを、ある人はそのことについて熟考し、ゆっくり答えを見つけていくこともあります。会が始まる前の緊張感で張り詰めた空気は、お互い心を開くことで、やがて屈託のない雰囲気に変わっていくのです。

　　このような機会と作業は、独りではなかなか経験できるものではありません。

仲間がいて、さらに会がうまく機能してこそ味わえるのです。参加者は、感情が大きく揺らいだあとで、軽度の疲労感が残っています。時には、軽い高揚感を味わっている人もあります。

　会が終わると、次回の参加を約束して帰る方、1回限りと決めて帰る方などさまざまです。1回限りという方は、どちらかというと男性に多く見られます。しかし、そのような方にも「何回でも気の済むまでいらしてください」と告げるとよいでしょう。

2.　切り替え作業で現実へ戻す

　終了のタイミングがうまく切り替えられない場合は、軽いストレッチをしたり、会場にBGMを流したり、あるいは全員でハミングや歌を歌うなどしましょう。そうして、参加者の心を現実に戻しながら、きちんと会の終了を告げるメッセージを送ることが有効です。

3.　終了後の連絡

　基本的には、危機的介入が必要と判断された方（例えば悲嘆が極度に強い、体調管理が不十分であり心配な方など）以外には、会の側からは連絡はしません。しかし、本人からの連絡はきちんと受け止める必要があります。

　また、定期開催が頻繁ではない場合、次の定期開催まで待てないのではないかというケースや、何らかのフォローが必要と思われるケースでは、定期的に連絡をとる必要があります。

❻ ファシリテーターのケア

1.　ファシリテーターのケアの必要性

　G-WSを実践する時のファシリテーターは、参加者と同じ視点で共感性を深め、ともに考え、ともに泣きます。故人は永遠に戻ることはないという孤独感や怒りまで共有しています。

　会の性質や特質にもよりますが、ともに笑うこともあります。死別経験者のファシリテーターは、笑った途端に、死別後にそれまで一度も笑えていなかった自分の生活に気づいたりすることもあります。

　会の中では、感情表出が十分になされ、参加者も運営側もすっきりとした気分で帰路につくのが最も望ましい形です。参加者ばかりではなく、運営側も気分のよい状態で終えられるのは幸せなことです。

　しかし、会の性質上、運営側はハードな感情労働に終始します。例えば、進行中に生じる不和感が気になる、時間が不十分だった、グループでの会の共感性がうまく深まらなかった、などファシリテーターは、反省点を抱えたまま帰路につ

くことがあります。そのため、ファシリテーター自身のケアもまた重要なのです。

2. 自己チェックのすすめ

　G-WS では、参加者とファシリテーターの距離が極度に接近するため、共感疲労や共依存などが起こりやすいと考えられます。そのために参加者と適正な距離を保つことは、不可欠と言えます。

　G-WS の責任者およびファシリテーターは、適正距離を保つためにも、時々以下の自己チェックを行うことをお勧めします。

□責任について
　参加者の抱えているものをすべて背負ってはいけない。参加者の問題が重すぎる場合には、それぞれの専門家の力を借りるように助言する。

□感情について
　相手に無理に合わせない。引き込まれすぎないようにする。基本的には感情は会の終了ごとに吐き出し、ため込まない。

□身体について
　身体の疲労はできるだけ避けるように意識し、ほどほどにする。

□時間について
　一定の自分の時間が確保できるように努める。

□お金について
　参加者と金銭の貸借関係をつくらない。

□性的なことについて
　ストーキングやセクハラ行為には十分注意する。

□会の頻度について
　集中的に開催しない。原則として会の行事は月に 1 回とする。頻回になる際には運営メンバーを交代制にする。

COLUMN　　認知症の方のグリーフへの配慮のケアを

1 ● 死別による落ち込みを認知症の悪化として混同しないこと

　認知症と診断されていても、その人にとって大事な人の死だけは認知できる可能性があります。

　そうだとすると、大切な人の誰かとの死別をきっかけに施設等に入所された場合、死別反応によって起きた落ち込み、うつ的な症状、食欲減退や不眠、記憶の障害（記憶の保持、銘記、再生の障害）が目立つでしょう。この場合に悲嘆で起きた反応の症状が、ケアに当たる人々には「認知症または認知症の悪化」と誤解されてしまうことは起こり得ますので、悲嘆の知識を持って十分に注意してその方に対応してほしいと思います。

　筆者自身、自戒を込めて書いています。母は多発性脳梗塞の発症後に、運悪く配偶者である夫を失ったのでした。失語もあり、会話は不可能でした。通夜に父と対面した母は、父に抱き付いたままでした。その後落ち込み、徘徊、摂食しないなど、ここには書ききれない症状が出ました。その時期、娘である筆者の夫ががんの末期で苦しんでいたこともあり、母の介護をしきれない状態でした。母の死後に「もしや母は、夫の喪失反応に苦しんでいたのでは」と気がつきました。猛省です。この後施設の方からは、「そういえば……」の例をいくつか聞くことになったのでした。

　対処のケアです。利用者さんには悲嘆を考慮した対処が必要になります。まず、環境整備としては故人の思い出、悲しみなど表出できる環境を整えます。例えば、故人の写真を準備しましょう。できれば、その方が大切にしていた思い出の写真がよいでしょう。また、夜は寂しさが募りますので、誰か同性との相部屋にするとか、可能ならば大きなぬいぐるみなどを準備します。

　また、小さな祈りの場（仏壇、神棚、祭壇など）の設置や、お墓参りツアーなどは有効でしょう。

2 ● 悲嘆への対処の仕方

　認知症の方へのグリーフケアでは、「故人」について語る機会・思い出す機会を設けたいものです。高齢期うつ、死別うつへの対処ケアになります。

　例えば、対象者と一緒に散歩に出かける、横に並んで座り故人の話をする、回想法の中に「故人を語る」プログラムを取り入れる、などをするのがよいでしょう。

　「頑張り屋さんだったんですね」「恋しいですね」「寂しいですね」「とてもよい旅行だったんでしょうね」といった声かけをします。たとえ相手の返事がうまく返ってこないにしても、話の内容の一部や、いたわりの雰囲気が理解されている可能性があります。次第に食欲が戻る、夜間に眠るようになったなどは効果があったと判断できます。こうした語りかけをすることは意味のあるケアです。

引用・参考文献

1) Neimeyer RA：Searching for the meaning of meaning：Grief therapy and the process of construction, Death Study, 24, p.541-558, 2000.

2) Larson DJ, Hoyt WT：The Bright side of Grief Counseling：Deconstructing the New Pessimism, Before and After The Death, Hospice Foundation of America, p.157-174, 2006.

3) 岡知史：セルフヘルプグループわかちあい・ひとりだち・ときはなち, 星和書店, 1999.

4) 黒川雅代子：セルフヘルプグループによるグリーフケア、コミュニティーの中のグリーフケア, 緩和ケア, 15（4）, 2005.

5) 若林一美：セルフケアグループの果たす今日的意義について, 日本保健医療行動学会年報, Vol.15, p.86-94, 2000.

第4章
遺族と看護師からの相談

4-1　遺族からの相談に関する留意事項

　本章では、遺族からのグリーフケアに関する相談事例と、看護師からの相談事例、さらに災害時における相談事例について紹介していきます。

❶ 遺族からの相談に関する看護師の事前配慮

　看護師が、不特定多数の遺族から相談を受けるきっかけや内容はさまざまです。多くの遺族は自分の悲嘆を、看護師に打ち明けてみてよいのか迷っています。その看護師が、悲嘆を受け止めてくれる人かどうかを推しはかっています。

　まず遺族から、相談してよいかの打診が行われます。そこで看護師から"承りますよ"とアナウンスがあれば、遺族は相談しやすいものです。

　筆者は、日本グリーフケア協会会長を務めていることから、相談を引き受ける相手と見なされています。しかし、たいていの人が事前に電話、メールなどで筆者に打診をよこします。その後、一挙にお話が本題から入っていくのが普通です。

　ですから看護師にお伝えしたいのは、事前に可能な限り遺族のお話のストーリーを覚えておいてくださいということです。会った時には、わかり合っている前提で話が始まることもあるのですから。または「一緒に確認しましょう」と問題の要約することは大切です。

　相談に当たっては、匿名性の保証が重要な糸口になります。医療機関などで相談を受ける時には、いつでも気軽に立ち寄れるように、日時と担当者、場所、電話番号などを、外来待合室などに掲示しておくのも一つの方法です。ちなみにアメリカに取材した時、ある 3 病院の緩和ケア病棟が、合同でグリーフケアユニットを設けていました。

❷ 遺族からの相談の受け方

　死別後の遺族の心中には、多々の思いが錯綜・混乱しています。そのため、必ずしも整理された会話とはなりません。遺族がその時一番気にしている懸念が話題の中心になり、派生的に内容は広がっていきます。したがって、遺族から相談を受ける時には、次の 4 点を心がけてください。

①時間を確保し、必要な時間をかける：時間の調整を行い、十分に聴き
とる用意をする。
②聴きとる：遺族の身になって聴きとる心構えを持つ。
③同調性：遺族が思いを吐露できるように聴き手としての準備をする。
④デフュージング：話しやすくするきっかけを用意する。

　④については、特に意識を持つ必要があります（3-2 G-WS の実践、p.111）。故人の入院中の様子など共通の話題を見つけ、話を進めるのがよいでしょう。相談相手にメールや電話での事前接触ができれば、予備知識の整理も可能なはずです。その一部を話題に取り上げていけばよいでしょう。

　遺族の相談事の中心は、遺族に起きる反応の確認です。つまり悲しみの吐露、疎外感、うつ的不調、立ち直りへの志向性、外部への怒り、自責感などです。看護師に自分の悲嘆が正常なのか異常なのかを確認したい、話したい、聴いてもらいたい、そして可能であれば、「それでよいのですよ」という後押しの答えを待つ問いかけが、多く見られます。また、自責について何か気にしているのであれば、まずじっくり聴きとることです。現実的な自責かその反対なのかで遺族の深刻さや問題レベルの確認ができます。自責の念は「どうしようもない」と遺族は思っていても、話をすることで心が軽くなるものです。

　死別後の心理的な特性である「思慕」については、遺族が相談するテーマにはなり得ません。このテーマは、お互いの打ち解けた雰囲気づくりに役に立ち、互いに語り合う心境になってから深みの増す話題だからです。しかし、思慕の中でもフラッシュバックは重圧感のあるテーマであり、時には相談の内容となるため、慎重に取り扱う必要があります。

　孤独、不安、絶望感などの相談もよくあります。このような感覚がいつまで続くのか、何か具体的な脱出法はないのか、苦しみの持続期間の目安はないのかなど、時間がたてば治るのだろうか、という問い合わせが特に多いと思われます。

4-2　遺族からの相談

それでは、寄せられた相談の中から、5 題紹介します。

亡くなった夫を思い、つい悲しさがこみ上げて涙ぐんでいると、子どもたちから「また思い出しているの。悲しいとは思うけど。本当は、私たちだって泣きたい思いだけど、泣いてはいられないんだよ。いつまでも泣いてばかりいると、自分たちも悲しみから抜け出せなくなるから、もう涙を見せないでほしい」と言われました。子どもたちの言うとおりですが、孤独とわびしさでいっぱいです。

涙を出せるあなたの立場は、幸せなのかもしれません。理屈抜きに人前での感情表出が許されると思い、涙が出ているわけですから。気丈に振る舞うことを忠実に果たしている子どもたちの心も理解し、感謝しましょう。「泣くのはあと 1 回だけよ」と子どもたちに宣言してみてください。

その代わりこれからは、ほかの何らかの形で感情を表出していくことが必要でしょう。例えば、ものを書くことで表出するのはどうでしょうか。孤独を感じる時は、日記を書いたり、心の中の故人を文章で再現し、故人に手紙を書くなどの方法を試してみてください。

また、たしかに悲しさを思いきり涙にすることもやはり大事でしょう。家族がいない時、いない場所で思いきり泣いてしまいましょう。そして家族がいる時には我慢をします。あまり感情を抑え込んでしまわないことが、回復のためにも大事なことです。

筆者の知る限り、以下のような方法で「泣く」方がいらっしゃいました。

・夕方、大きな公園に行って泣いた。
・水道栓を開いたままにして、号泣した。
・風呂に入っている間に泣いた。
・死別経験者の会に行って話をし、泣いてきた。

同じく子どもらの願いに応えて、落涙を 3 年間我慢してきた方がいました。感情表出を長期にわたり抑圧してきたため、表情が消失していただけではなく、グリーフワークも行われていませんでした。

父親を亡くしました。母親や兄弟と、これまでの思い出話をして悲しみを共有し、心の整理をしたいと思うのですが、母親はそれを望んでいない雰囲気です。どうすればよいでしょうか？

　大事な人を失った時、遺族の多くは「何とか頑張って、この状況を乗り越えていかなければ」と思っています。

　お母さん自身は配偶者を失った悲しみ苦しみは「誰にもわかってもらえないことなのだ」「仕方ないことなのだ」と思い込んでいるとも考えられます。

　また、お母さんには「一日でも早く死別によって変わってしまった世界を回復していかなければならない」という焦りと「親子で泣いてばかりはいられない」という思いがあるのかもしれません。

　「家族で悲しみ、思い出を共有する」考えは正しいです。対処法の案として優れています。また、悲しみに暮れているあなたには、今はそうしていられるだけの余裕があるとも言えます。あなたは、お父さんの思い出話を思いきり家族で出し合い、思い出の整理に役立て、自分なりに「立ち上がって歩いていきたい」のだとも思います。ですから、今の思いをお母さんに告げてみてください。そして、しばらく待ってみることが必要でしょう。

　悲嘆では同じ時期に残された家族それぞれに必ずしも同調性があるわけではないのです。家族メンバーの悲しみの深さと回復の時間は異なります。お母さんにとって、死別は単なる離別ではなく、安心、収入などの日常生活上の危機などをもたらします。家族も知り得ない葛藤や秘密の思い出もあるのかもしれません。悲嘆の苦しみへの対処は、たとえ肉親であっても違うのです。

　思慕の問題で、心おきなく同調できるようになる時期を待ちましょう。また、命日や故人の誕生日などを見はからい、それとなく思い出話の会を開催するなどはよいと思います。

 夫を亡くし、今後どう生きていけばよいかわからず、これは自分で考えて結論を出すことであると考えました。大学生の子どもを家から出し、昼夜逆転の生活になりながらも、自分なりの答えを出そうとしています。しかし、答えはなかなか見つからず、苦しい日々を送っています。

　迷いは、止めどなく続くと思いますが、自分なりの判断に従ってください。そして、時には、お子さんの意見もしっかりと聞いてみてはいかがでしょう。

　昼夜逆転がどうして起きているのかが、まず問題です。寝つきが悪いのか、それともぐっすりと眠れないのでしょうか。

　死別による身体反応の特徴の一つとして不眠があり、寝つきが悪い、熟睡感がない、

早朝の覚醒などさまざまな形があります。不眠の中にはうつ状態が隠されていることがありますので、一度専門医に相談してみてはいかがでしょうか。

まもなく、妻を病気で失うことになります。死別後の不安が強く、誰かにすがりたい思いです。この思いを誰に打ち明ければよいのでしょうか？

　そのような状況なら、誰しもが抱く悩みだと思います。日本では、死別前の過剰な取り越し苦労や不安に対しては、あまり寛容ではないと思います。情緒的な不安に対し適切に答えるサポートは、現在の日本においては、さほど存在しないでしょう。

　兄弟や親友に自分の心情を打ち明け、話を聴いてもらってはいかがでしょうか。また病院のソーシャルワーカーは、保険のことや生活援助の面、遺族会のことなどについて、詳しく教えてくれるでしょう。

　今、あなたが最も大事にすべきことは、死にゆく奥様との最期の時間を、納得いくまでともに過ごすことです。死に立ち向かう勇気を 2 人で探し出そうとする行為により、奥様もやすらかな思いを得ることができるのではないかと思います。

数年前に兄を亡くしました。その後、何年にもわたり悲しんでいる母の姿を見ていると、「生き残った僕では補いきれないのか」と母に聞きたくなるのです。

　お兄さんが亡くなってから、あなたは、お母さんのために十分に気遣ってきたつもりであったでしょう。しかしお母さんの心は、何年間も癒やされていないように思えてしまうのですね。

　かといってお母さんに対し、自分の気遣いにも限界があるなどと責めてはいけません。亡くなった兄について、むしろお母さんとともに語り合いましょう。お母さんもそっと思いやってくれたあなたの気持ちに初めて気づき、お互いに通じ合える何かが芽生えるのではないかと思います。

　悲しみの中にあると、自分しか見えなくなってしまうことがよくあります。残されたあなたに対する愛情の移行は必ず起こるでしょう。お母さんの気持ちは、新しい感情の振り向け先を探し求め、決定する直前にいるのでないかと思われます。もう少し待つ心で過ごしましょう。

4-3　看護師からの相談

　　医学は、人の生と死に深くかかわる実践的な学問です。人が生まれる喜びの瞬間についてのケアはさほど必要とされませんが、死の悲しみは、人の人生をも左右するほどの重さを持つことを、医療にかかわる人々は気づく必要があります。

　　現在、医療現場で働く人々は、悲しみに対するケアを十分に経験していないことが多いため、不安・無力感を感じて、悩んでいる方々は多いのではないかと思います。病気によって愛する人の「死」を迎える家族や、突然に近い死を経験した家族など、医療者はさまざまな形の悲嘆と接していきます。このような時に我々はどう対応すればよいのか、医療教育の中にしっかり取り入れられていく必要性を感じています。

　　それでは、看護師から受けた相談を 10 題、紹介します。

亡くなった時になかなか現実を受け止められない家族の姿を見て、グリーフケアの重要性を思い知りました。グリーフケアの基本とは何でしょうか？

　　グリーフケアの本質は、これまでの故人との人生の足跡をたどりながら、新しい人生の一歩を踏み出すことですから、人の誕生に立ち会うかのような重みがあります。

　　看護にとって究極のグリーフケアは、よい看取りから始まる一連のシステムの確立にあると言えます。よい看護、よい看取りが先行していないと、グリーフケアは難しくなります。

　　グリーフケアの基本として、日本人は悲嘆においてどのような反応を示すのか、それはどんな時期に見られる症状なのかについて、まず知識として持つことです。遺族から寄せられる嘆きや質問が正常なのか、それとも異常ととらえたほうがよいのかの判断に役立つからです。

　　1 章で述べた悲嘆の段階説（p.40 参照）を、マニュアルのように思い込まないようにしていただきたいのです。

家族の心に残る看護師の態度は、どのようなものでしょうか？

　　家族の心に残る看護師の態度は、よくない知らせを家族に告げたときなどに、決して飾り立てた言葉ではなく、共感を示した言葉を返すことです。また、ある一定時間は、家族を独りぼっちにさせないで、そばに寄り添うことが必要です。

　死別後はせきたてるように、病室からの退去をせいてはいけません。家族が納得いくまで、遺体と一緒にいる時間をとることは、医療側の最大の配慮であると言えます。

　これらがスムーズに、かつ、さりげなくできる看護は素晴らしいと思います。その時は何でもないようであっても、その配慮に気づいた時、きっと遺族の心に染み入る看護となっているでしょう。

　看護師が、遺族とともに「精一杯やりましたよね。思い残すことはないでしょうね」と言葉を交わせれば最高なのではないでしょうか。

うつ状態から食事が進まないと患者さんの家族から打ち明けられました。どう受け止めたらよいでしょうか？

　身体症状についての問いかけは、程度の差こそあれ多くの人が訴える悩みです。ここでもう一歩進めて、摂食意欲の低下について確かめてください。「おいしいものを食べたいと思いますか？」と尋ねてみればいいでしょう。

　次に不眠の状態を確かめてください。不眠と食欲不振があるようでしたら、うつ病の可能性もあります。「よく眠れない時に昼間に起きたことについてくよくよ考え込んだりしませんか？」などと、抑うつの気分について問い合わせてみてください。質問する時には「私もこのような経験があるのですが」と共感と一般化の言葉を添えてください。問いにイエスが返ってくる場合は、専門医の受診が必要です。

遺族へのグリーフケアの終了の時期はどう判断すればよいのでしょうか？

　悲嘆の終了時期は、とても個人差が強いものです。筆者の調べた範囲では、平均して４年６カ月という数字が出ています。急性期と呼ばれる死別直後の情緒的危機は１年以内と考えてよいと思います。

　また経験的に言いますと、涙のコントロール状況から推しはかることができます。ある程度打ち解けた会話の中で、遺族が涙なしに故人の話を語る状態の時には、遺族の悲嘆は、ほぼ峠を越していると判断できます。

　筆者は、８年ぶりに悲嘆回復ワークショップに出席した人たちに会う機会がありました。当時、席をともにしていた仲間たちの生きる自信の回復ぶりには驚きました。また、今回初めて出席された人たちも、堂々とかつての自分を語る姿にあらためて感動しました。

長年看護師として働いていますが、先日実母を失いました。患者さんに接する時に悲嘆を気づかれないかと心配です。お話するのもつらい時があるのですが。

　職業的な冷静さを保ちたいという気持ちはよく理解できます。しかし、悲嘆は隠し事ではないはずです。看護師は人生のレフェリーではありませんし、感情をことさらに押し殺す必要はないと思います。

　故人をしのぶ心情と、現実に対応する心情は同じレベルで作動していると考えてよいのです。他の「場」を借りて遺族とともに悲しみは表出したほうが楽になると思います。そして、自分の問題をある程度解決されてから患者さんと接することを勧めます。

　病気や事故による後遺症で重い障害を負った患者さんはもちろん、家族も深い喪失感と悲しみに暮れています。グリーフケアは有効でしょうか？

　広い意味で、悲嘆は対象の喪失であり、同じ現象と考えてよいと思います。

　パークスの著書にも四肢切断事例について引用した記述があります。立ち直りも現在の環境に対応する自己を確立することですから同一です。宗教者や臨床心理士の助けが必要になることがある点も共通しています。

　障害を負われた方には、ソーシャルワーカー、理学療法士、臨床心理士の協力が必要です。グリーフケアの際には、職種の異なる人々のチーム・コミュニケーションが重要になってきます。

　死別時に家族全員がひどく動揺してしまっていた状況の中、看護師の自分は何もできませんでした。どうすればよかったのでしょうか？

　家族がひどく動揺している時には、看護師であっても何もできないでしょう。しかし、思いを伝えられる言葉や、家族の心に残る態度があります。もしあなたの職場の援助体制が整っていれば、「誰かに話を聴いてほしかったり、自分の気持ちをわかってほしいと思った時は、いつでも連絡をください」などの申し出をしてみてください。そういった申し出は、家族には大変心強いものです。

　フォローする言葉では、そのままの飾らない、思ったままの自分の言葉を残しただけでも心が伝わります。例えば「何と申し上げたらよいか……」「喪失は大変な体験ですので、とてもつらく、悲しみも深いと思います。悲しみを閉じ込めず、心ゆくまで涙を流してください」などといった言葉です。

　また家族は、感情のはけ口を求めていることがあります。回答を求めているのでは

なく、話の「聴き手」を求めているのです。そのような際は「何か気になっていることがあればお話しいただけますか」といった語りかけも有効です。

10代の末期がん患者が亡くなりました。家族は看取りまで一生懸命ケアされており、踏み込んではいけないものを感じました。「何かお手伝いできることはないですか」と尋ねても「自分たちの思い通りにさせてくれ」と言われていたので、自分の中でできるだけのことはしていたつもりでした。しかし、亡くなられてから「あなたは何もしてくれなかった」と言われました。家族はいったい何を望んでいたのでしょうか？家族の思いをどう受け止めればよかったのでしょうか？

　子どもの重篤な疾病の看取りに当たる家族の予期不安には、独特の雰囲気があります。特に母親は、自分の分身を失う苦しみを痛感しています。混乱の極みにあると言えるでしょう。ここは一歩引いて自制し、傾聴の姿勢を貫きましょう。大事なことは、日常の観察により、相手の人となりをよく把握しておくことです。

　家族が一丸となって患者を支えようとしている時、当然のことながら看護師は家族構成員ではなく、“他人以上家族未満”の位置づけとなります。しかし、看護師だからこそできることがあります。

　それは、できる範囲で協力の輪に積極的にかかわるほかに、家族をいたわることで支えとなることと、家族の頑張りすぎを見据えた、力の配分への配慮です。家族の一生懸命さを評価し、「とても素晴らしい結束ですね」とか、「これ以上の協力は難しいほど頑張っていらっしゃるのですね」などという言葉が、家族にとって強い支えとなるでしょう。力の配分については、「素晴らしい看護ですが、頑張りすぎには気をつけてくださいね。少しお疲れのように見えます」などと声をかけます。

　このほか、看護師に期待されることは、病状の予測とその準備について、家族に適宜説明していくことです。言いにくいかもしれませんが、病状にもアップダウンがあるので、よくなることを願いつつも、「まさか」「いつか」への備えなど、「気になったことはいつでも相談ください」と告げておくのがよいのではないでしょうか。

　家族にとって、看護師にはそのような相談もできるのだという安心感はとても助かるものです。家族は、特に病状悪化時に予測されること、そして準備しておくことについては、気になりつつも、日々を夢中で過ごしてしまい、あとで慌てたり、途方に暮れてしまうことが多いのです。

悲しむ家族を見るたび、看護師として無力を痛感し、グリーフケアの必要性を感じます。グリーフケアを始めるに当たり、どんなことに気を配ればいいでしょうか？

 死別で起こる悲嘆は、自分で考えている以上に複雑な感情に翻弄され、苦しく悲しく、時に焦燥感にもさいなまれます。そのような心境にある時、遺族を対象としたケアがあるという事実がわかっただけでも、心強くなります。

悲嘆を経験した家族は、自分が悲しんでいる様子をほかの家族員にはできるだけ見られたくないというのが本音です。その一方で、ある部分では共同歩調をとることを望むこともあります。

家族のグリーフケアでは、個別のグリーフカウンセリングと同時に、家族全員を対象に「とっておきの思い出話」などを一緒に語り合う場を設けてはいかがでしょうか。家族のそれぞれが抱く故人への思い出の確認は、故人の新たな側面を発見し、自分の思い出とともに心に収めていくグリーフワークを進めることでしょう。

最も注意したい時期は、家族間や親族間で「死別」の原因探し、悪者探しが始まろうとしている時です。この時は、何が最も悪かったかは気になっても、それより残った者同士が助け合い、補い合う形で明日を生きていくことこそが大事です。看護師が「きっと故人も家族間の争いは望んでいなかったのではありませんか？」と告げ、確執の予防に心を配ることも重要です。

 緩和ケア病棟で、遺族会を年に1〜2回開催したいと思っています。死別後どのくらいの期間に開催設定をしたらよいでしょうか？　また、デスカンファレンスの開催時期については、いつごろが適切でしょうか？

 遺族会の開催時期ですが、2つの視点からお答えします。グリーフの回復には同じ立場の友人の存在が欠かせません。緩和ケア病棟では同じ経験を重ねた知り合いがいるはずですので、交流を促す意味では、死別後早い時期で6〜8週ごろがよいという考え方があります。

もう1つの考え方は、1年くらいは時間を置いたほうがいいというものです。死別後すぐは感情の混乱期ですので、死別反応の4つが出そろうのに6カ月〜1年ぐらいはかかります。遺族によって悲しみのタイムラグがありますから、早い時期は考えものという立場です。

勘案しますと、死別8週後に病棟で可能なサポートを記載したお悔やみ状を送付し、1年後にメモリアルの会を催したらいかがでしょうか。このように接触の機会を広げておくのがベターだと思います。

デスカンファレンスについては、死別直後から4〜6週以内の早い時期がよいと思います。ここでは、遺族のリスクグレードが話し合われるはずです。記録に頼らない

個々のスタッフそれぞれの別れについての印象が、薄れない時期に行うほうがよいと
思います。

4-4 災害時における相談

災害被災時に関係者らから寄せられた事例を3点紹介します。

 愛する人を亡くした方を支援するのに、助けになること・ならないことはどのようなことでしょう？

 愛する人を亡くした方によく起こる反応を整理します。愛する人を亡くすと、主に①気持ちが混乱し当惑していて、途方に暮れ、信じられない、②亡くなった人、または起きたことについて責任者と思われる人に「怒り」を持つ、③倦怠感、脱力感などや吐き気、震えなど身体症状を伴う、④強烈な悲しみ、怒り、恐怖などが入り混じった嵐様の感情が湧いてくる、⑤決断ができなくなるか決断が極端に遅くなり、仕事では能率が低下する、⑥どんなことをしてでも亡くなった人に会いたいと思う。この世にまだ居るなら、探しだし連れ戻しに行きたい強い思いを抱く、⑦希望していない時に、いつのまにか亡くなった人が心に浮かんでおり、心の占有もされている、といった反応が多く見られます。その反応を見ながら、表1に整理した助けになること・ならないことに注意し支援しましょう[1]。

表1 助けになること・ならないこと	
助けになること	助けにならないこと
・誰かにそばにいてもらう/必要に応じ話して支えてもらう ・亡くなった人に関する思い出を話す（数カ月〜半年以上後） ・すぐやれそうな現実的なことに集中する ・いつもの日課を維持できるように支援する ・気分転換や適度な運動をする ・日記をつける、または思いを書くことを勧める	・アルコール摂取/食べすぎる（食べない）/薬に頼りすぎる ・家族/それまでの友との付き合いを極端に避ける ・暴力をふるう/喧嘩をする ・危険なことをする ・起きたこと、愛する人の死について考える/話すことを極端に避ける ・自分を粗末に扱うなど自尊心の低下することを続ける

災害を恐れるだけではなく、自らできることを見つける・できることを学んでほしいと思います。どのようなことがありますか？

　防災訓練と並行して、防災教育として「被災体験の語り継ぎ」は大切です。また、地域住民を一緒にしたミックス型の避難訓練をすることです。ミックス型の訓練をすることで、子ども（小学校高学年生）は役割を意識できます。また、低学年・中学年生は高学年生の動きを見ています。子どもの「誰かの役に立てる」という感情は、成長過程で生きる自信や人と人とのつながり、かつ自尊感情を培うことにも役立つでしょう。

被災地に赴き、活動を始めるに当たって、助けを求めない人とどのように接していくべきでしょう？

　タイミングを見つける、またはタイミングをつくり出すことです。
　まず信頼感づくりや安心感の醸成に時間がかかると腹をくくりましょう。できるだけ用事をつくって顔を頻繁に出すことです。また、援助の申し出を断られた時には、その方の考えを尊重します（表2）[1]。

表2　援助のタイミングを見つける流れ
●事前に確認事項を整理する
↓話しかけてもいいかを尋ねる
↓落ち着いて穏やかに話す
↓自分の名前、肩書、役割を述べ自己紹介をする
↓落ち着いてきょろきょろせず、気を逸らすことなく注意を集中する
↓相手に腰を下ろすように勧める
↓「何か役に立てることがないか」を知るために声をかけたことを説明する
↓長年治療してきたことなどがあるようなら、症状や薬の問題はどうかを確認する
●子どもや思春期の人の場合
↓まず親や一緒にいる大人に、自分の役割を説明する。許可を得て話し始める
↓子どもだけの場合には、親または保護者に当たる人を探して、一緒に聞いてもらう

引用・参考文献
　1）アメリカ国立子どもトラウマティックストレス・ネットワーク，アメリカ国立PTSDセンター，兵庫県こころのケアセンター訳：サイコロジカル・ファーストエイド実施の手引き第2版，2009年3月．http://www.j-hits.org/.

▌COLUMN　　臓器移植にまつわる話

　脳死下での臓器提供の推進と非倫理的な臓器移植の防止、そして生体ドナーの安全確保を目的として、国際移植学会（TTS）、世界保健機関（WHO）が中心となって 2008 年に「イスタンブール宣言」が採択され、自国での臓器移植で救える命の強化を求められるようになりました。そして日本では 2009 年に成立した改正臓器移植法により、日本国内における脳死下の臓器移植が法的に可能になり、移植例も漸増しています。これまではかなり心理的な抵抗が強いと懸念されてきた日本人の臓器移植観が、それほどタフな反対論ばかりではないと実感しています。2019 年の 100 万人当たりの臓器提供数は日本 1 人、韓国 8.7 人、アメリカ 37 人、スペイン 39 人です[1]。

　グリーフケアの普及に携わっていて、意外にも講演終了後に実際に臓器移植にかかわった方々の打ち明け話を聞くことがありました。成人した息子さんを交通事故で失った方でした。決断はとても難しく苦しかったそうです。しかし、3 年たった今では「息子がどこかで生きている……と強く感じる」と笑顔で話してくれました。

　海外の文献を読む限りでは、臓器移植がスムーズに行われるか否かの道は、各国の "取り決め" に左右されます。決まりは 2 通り（OPTING-IN と OPTING-OUT）に分かれます。

- ・移植の OPTING-IN 群：本人が生前に臓器の提供の意思を示した、または家族が同意した場合に提供が可能となります。アメリカ、ドイツ、イギリスなどです。
- ・移植の OPTING-OUT 群：本人が生前に臓器の提供 NO という意思を示さない限りは、臓器提供をするものとみなします。オーストリア、フランス、スペインなどです。

　脳死の臓器移植が成立するためには、①家族が生前のドナーの意向を知っていたか、②意思決定にかかわった家族の意思、③死生学に関して、家族らは何らかの意見を持ち合わせていたか、④病院内で施される医学的処置に "好印象" を抱いていたか、といった要素が影響するとされていますが、⑤もし提供か否かで迷った場合には、同席している（未成年者も含む）子どもの意見を聴くことが記されています。子どもからは「○なら、□と言うと思う」と意外に明快な答えが返るのだというのです[2]。

引用・参考文献
1) 日本臓器移植ネットワーク：日本の移植事情, p. 20, 2020.
　 https://www.jotnw.or.jp/files/page/give/give02_sourcebook.pdf.
2) Holtkamp S：Wrapped in Mourning−The Gift of Life and Organ Donor Family Trauma, Taylor & Francis, 2002, USA.

🌲🌲 あとがき

死別喪失を経験後の長きにわたる"虚しさ"
"乗り越える"のではなく慣れるもの

　死別喪失の人々の悲嘆にかかわりつつ 20 年が過ぎました。死は"乗り越える"のではなく慣れるものです。筆者は配偶者を失って同等の月日が過ぎました。悲嘆のプロセスである、2 重過程説にて説明しますと、喪失で起きることは、悲しみなどの喪失関連の思いと現実対処の事柄を載せた 2 つの天秤皿上にあります。上下は死後まもなくは一日内で変動を起こし、次第に週、月へと上下し、年単位で動きは鈍化し、やがて安定化へと向かいます。片方のみで（思慕など喪失関連だけ、現実だけの現実志向）いますと不自然ですので、納得いく終着点までには長期戦となるでしょう。筆者自身は、日の浅い時には悲しみ、平均寿命までの長き年月を生ききる不確定さと、そして雑多な不安で心は空回り気味でした。どちらかと言えば焦燥とともに「現実志向」に傾きがちな日々でした。

　遺族とともに長く歩いてきて言えることがあります。「かけがえのない方との死別とは、ほぼ一定化した共通反応である」ということです。

　話は戻って、死別直後には遺族はさまざまな死の様相（死因）にこだわります。出会う方は同じ死別対象者（親、配偶者、子など）で……に始まります。これは理解し得ます。次に死因、年齢、亡くなった日付の近似……そして病死なら病名も同じく……という具合です。

　こだわりは歳月の経過とともに、違いではなく、共通点へと視点を広げることができてきます。その共通点とは「大切な方がこの世にいない」「世界中のどこを探しても」という、「"大事な対象"を失って苦しんでいる仲間だ」ということです。死因の相違はあるものの、ともに語れる、「いない」に苦しむ共感点を持ち会話を始めます。全員が相違にではなく共通点に着目していきます。実際は、生まれ、育ち、教育、年、そして性も異なる遺族です。一体感の中で聞き入り、会話や雑談の時間が流れます。筆者は何ともいえない同士である心地よさを、遺族アイデンティティ（The Bereaved Identity；BI）と呼びました。共通項は「かけがえのない人との死別」。共通の悲哀の中で考える・感じる心地よさと安心感の BI 仲間です。

　死別の当初にあれほどにこだわっていたのは、逆になぜだったのでしょうか。

　最後に、遺族が振り回された感情の揺さぶりの情緒的変化、行動、身体、そして認知レベルの変化を経験し、その当初には強烈さにとまどいつつも、どれもが通過点であり、やがて消えはしないのですが薄らぎます。BI 仲間の誰もが経験する「人生の虚しさ」です。

2022 年 4 月

宮林幸江

人名索引

五十音順

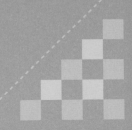

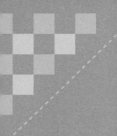
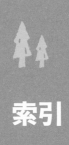

索引

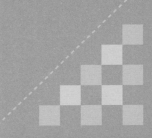

著者略歴

■宮林幸江
みやばやしさちえ

1976年　福島赤十字病院勤務。
1979年　アルジェリア国ネドロマ勤務。
1998-2003年　東京医科歯科大学大学院博士前期および後期課程修了。看護学博士。
1998-2012年　福島県立医科大学看護学部講師、茨城県立医療大学保健医療学部准教授、宮城大学看護学部教授を経て、自治医科大学看護学部教授。
2001-2004年　米国および英国にてグリーフケア研修を受講。2001年より悲嘆ケア用のワークシート集を考案し、グリーフケア「悲しみの回復を助ける会」を開始。
2008年　グリーフケア実践者の養成機関である日本グリーフケア協会会長に就任。
2018年　東北福祉大学健康科学部教授。

■関本昭治
せきもととしょうじ

中国東北地方(旧満州国)に生まれる。
1963年　福島県立医科大学卒。
1967年　同大学大学院外科系産婦人科学専攻課程修了。医学博士。同大学附属病院および済生会福島総合病院勤務。現在日本産科婦人科学会功労会員。現役時代の専攻は婦人科腫瘍学。また熱帯医学専門医、臨床細胞診断専門医でもあった。
2000年　「悲しみの回復を助ける会」創設に加わる。
2008年　日本グリーフケア協会理事。

はじめて学ぶ
まな
グリーフケア　第2版　　　　　　　　　〈検印省略〉

2012年12月15日　第1版第1刷発行
2021年 5 月20日　第1版第5刷発行
2022年 6 月25日　第2版第1刷発行
2024年 1 月30日　第2版第2刷発行

著　　　者　宮林幸江・関本昭治
　　　　　　みやばやしさちえ　せきもととしょうじ

発　　　行　株式会社日本看護協会出版会

　　　　　　〒150-0001　東京都渋谷区神宮前 5-8-2　日本看護協会ビル 4 階

　　　　　　〈注文・問合せ／書店窓口〉TEL/0436-23-3271 FAX/0436-23-3272
　　　　　　〈編集〉TEL/03-5319-7171
　　　　　　https://www.jnapc.co.jp

装　　　丁　三報社印刷株式会社

本文イラスト　高野麻里子

印　　　刷　三報社印刷株式会社